U0198839

眼 针 疗 法

（第 2 版）

彭静山　原著

彭筱山　王鹏琴　整理

辽宁科学技术出版社

·沈阳·

图书在版编目（CIP）数据

眼针疗法.第2版/彭静山原著；彭筱山，王鹏琴整理.
—沈阳：辽宁科学技术出版社，2018.9（2025.2重印）
ISBN 978-7-5591-0741-1

Ⅰ.①眼… Ⅱ.①彭… ②彭… ③王… Ⅲ.①眼针
疗法 Ⅳ.①R246.82

中国版本图书馆CIP数据核字（2018）第102115号

出版发行：辽宁科学技术出版社
　　　　　（地址：沈阳市和平区十一纬路25号　邮编：110003）
印　刷　者：辽宁新华印务有限公司
经　销　者：各地新华书店
幅面尺寸：145mm×210mm
印　　张：4
插　　页：8
字　　数：100千字
出版时间：2018年9月第1版
印刷时间：2025年2月第2次印刷
责任编辑：寿亚荷
封面设计：刘冰宇
版式设计：袁　舒
责任校对：尹　昭　王春茹

书　　号：ISBN 978-7-5591-0741-1
定　　价：30.00元

联系电话：024-23284370　13904057705
邮购热线：024-23284502
E-mail：syh324115@126.com

内容提要

　　眼针是彭静山教授首创的一种新的微针疗法。

　　本书阐述了眼针的理论根据，眼区的划分及白睛络脉形色的变化，眼针穴位、针法、适应证及配穴原则、注意事项，眼针八区十三穴的研究，眼针治疗常见病的临床资料等。

　　本书是我国第一部关于眼针的著述，对针灸教学、医疗、科研有重要参考价值，可供针灸工作者、针灸爱好者参考。

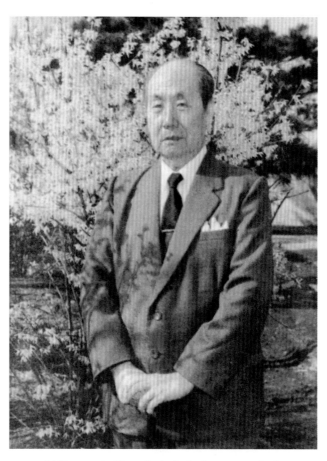

　　彭静山，祖籍山东省济南市。1909 年生于辽宁省开原县。辽宁中医学院教授，北京中医学院名誉教授。著有《简易针灸疗法》《针灸秘验》《妇科病中药疗法》等医书 12 部。

络脉的形状

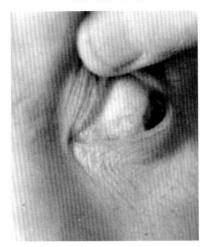

彩图 1　根部粗大

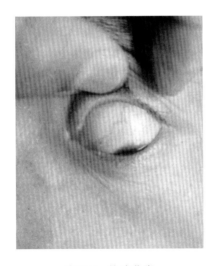

彩图 2　络脉曲张

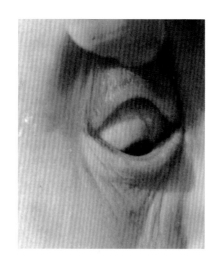

彩图 3　络脉怒张

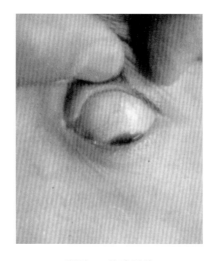

彩图 4　络脉延伸

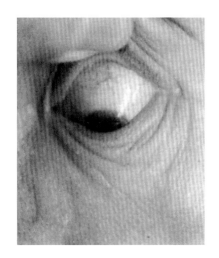

彩图 5　分叉较多

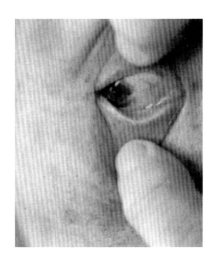

彩图 6　隆起一条（1）

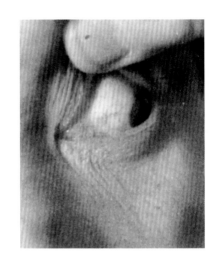

彩图7　隆起一条（2）

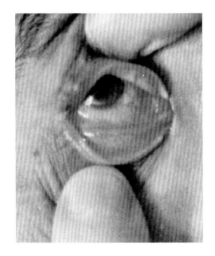

彩图8　模糊一小片

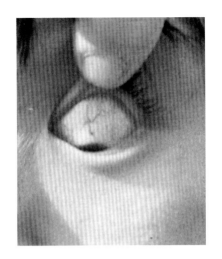

彩图9　垂露

络脉的颜色

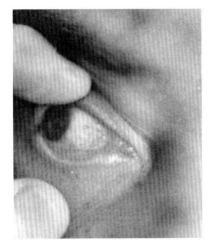

彩图10　鲜红（1）

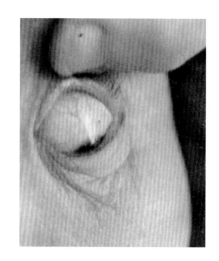

彩图 11　鲜红（2）

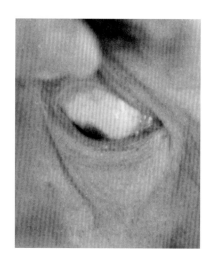

彩图 12　紫红

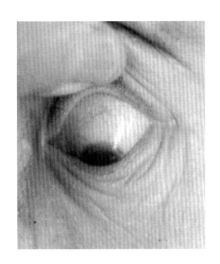

彩图 13 深红

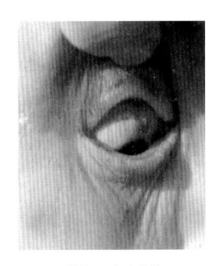

彩图 14 红中带黑

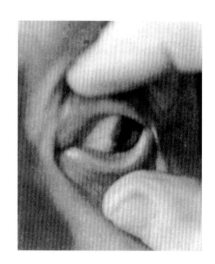

彩图 15　红中带黄

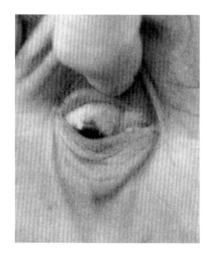

彩图 16　淡黄（1）

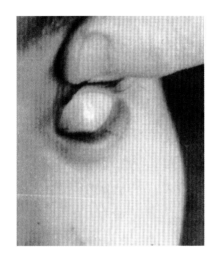

彩图 17 淡黄（2）

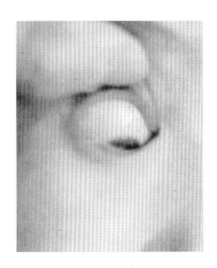

彩图 18 浅淡

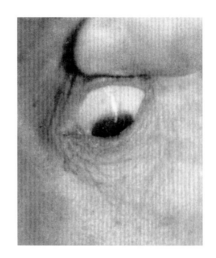

彩图 19　暗灰（1）

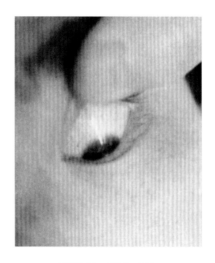

彩图 20　暗灰（2）

再版说明一

2017 年岁末，祖父彭静山先生的嫡传弟子、眼针疗法传承人、辽宁中医药大学附属医院王鹏琴教授向我提及，要再版祖父倾心血、集大成之作《眼针疗法》。作为祖父唯一嫡孙，欣闻弘扬祖父医术之盛事，我欣然赞成，全力支持。

今年初，《眼针疗法》再版启动实施。静候佳音之际，元月 14 日下午，王鹏琴教授突然致电于我，相约各做再版说明一篇，我顿感惶恐难安！

传统中医讲究世代相传。祖父彭静山先生膝下二子，我的父亲是长子，少承家传，在辽宁中医行医，惜英年早逝。孙辈中，父亲、叔父共育八女一男，自幼长辈亲朋对我期望甚切，祖父给我起名"筱山"，取"小""筱"同音，寄望我传承家术，悬壶济世，但我似乎与医无缘。祖父教我古诗，数小时我即可熟背白居易《琵琶行》；教我下棋，几日便可与祖父对弈。唯独对我进行中医启蒙，虽祖父口传心授，耐心至极，我却心有旁骛，如坐针毡，何其顽劣？如此几番，祖父年老体衰，有心无力，我于学医之道终无所成！

正因如此，我虽从事文字工作近 20 年，却始终对未能继承祖父医术引以为憾，偶有追忆祖父音容遗风之作，但终究不敢涉及医学，深恐片言之失而辱没祖父之志。

此次破例写这篇再版说明，一则能为再版《眼针疗法》、弘扬祖父医术略尽薄力，也算我对祖父稍有告慰；再则，有王鹏琴教授这位尽得祖父真传，且德术兼备、亲如一家的学术传承人发起再版，我由衷地为祖父慧眼识珠而欣慰，深感有责任代表彭氏后人说上几句。

祖父陪伴我走过了29年的人生道路，直至2003年仙逝。这29年中，打我记事起，我对祖父印象最深的就是"两耳不闻窗外事，一心专研岐黄术"。多少个清晨，我睁开双眼看到祖父在抚卷深思；多少个夜晚，我睡眼惺忪，祖父却仍在笔耕不辍；多少个除夕，外面爆竹声声，祖父却依然故我，不为所动。彼及稍长我逐渐明白，祖父确实因特殊历史时期受迫害造成双耳失聪，但更因为他有一颗沉于医学、全无旁骛的心，80岁时如此，90岁时如此，临终之日还手不释卷。

因为没学医，所以我无权谈及祖父的医术。但我对眼针疗法却有着特别深的感性认识。初中一年级的暑假我在祖父身边度过。记不清是哪一天，只有我和祖父在家，一阵连续但微弱的敲门声打断了我和祖父的棋局。我打开门一看，是一对陌生的老夫妇。那位老伯拿着报纸说慕名而来，请祖父为老伴治疗半身不遂。我把他们让进屋里，向祖父说明他们的来意，祖父从容应诊，拿短短的银针在患者双眼四周行针。起针后不久，进屋时手臂僵直一动不动的老妇，竟然可以用手慢慢地转动祖父经常把玩的健身钢球！

送走患者，我迫不及待地问祖父为什么这么神奇。我才从祖父口中第一次听到这4个字：眼针疗法。

从 20 世纪 70 年代祖父首创眼针疗法，到八九十年代的逐步推广，再到如今的广为应用，眼针疗法以其独到的医理和显著的疗效，得到了国内外中医界和广大病患的认可。2012 年国家中医药管理局确立"辽宁彭氏眼针学术流派传承工作室"为首批全国中医学术流派传承工作室建设项目，专题立项研究，大力推广应用，使眼针在技法上日臻完善，在传承上后继有人，祖父泉下有知定当笑慰。

这期间，《眼针疗法》一书多次再印，受到了广泛的关注和欢迎，目前原版书已经难觅。王鹏琴教授带领的传承团队不断接到广大学习眼针疗法的同仁问询，哪里能买到原版《眼针疗法》。为了满足大家的需求，学到原汁原味的眼针疗法，建议我再版此书，我欣然同意。

2019 年，是我的祖父彭静山先生 110 岁诞辰，今年再版《眼针疗法》，正本清源，以飨读者，是对祖父最好的致敬和纪念。我坚信，在中华民族伟大复兴的新时代，眼针定会随着传统中医药事业的发展而发展，不断焕发出新的、更大的活力！

彭筱山

2018 年元月

再版说明二

"眼针疗法"是彭静山教授于 20 世纪 70 年代开始研究的，受后汉名医华佗观眼识病理论的启发，明·王肯堂著《证治准绳》引有华佗一段话："华元化云：目形类丸，瞳神居中而前，如日月之丽东南而晚西北也。内有大络六，谓心、肺、脾、肝、肾、命门各主其一；中络八，谓胆、胃、大小肠、三焦、膀胱各主其一；外有旁支细络莫知其数，皆悬贯于脑，下连脏腑，通畅血气往来以滋于目。故凡病发，则有形色丝络显现，而可验内之何脏腑受病也。"经过长期的临床实践，查看了万余人次的眼睛白睛脉络之后，彭静山终于总结出"观眼识病"的望诊方法，其准确率高达 90%，从而把中医的望诊又向前推进了一步，并在观眼识病的基础上，创立了眼针疗法。这一学术底蕴深厚、临床疗效显著、特色优势明显的微针疗法，1982 年通过辽宁省卫生厅鉴定，授予辽宁省重大科技成果奖，1987 年通过国家中医药管理局的鉴定，1988 年获辽宁省科技进步三等奖，1990 年获国家中医药管理局科技进步二等奖，1990 年《眼针疗法》一书问世，至此眼针疗法从理论到临床形成标志性成果。之后经过一代又一代的传承与发展，眼针疗法临床适应证不断扩大，筛选出优势病种为中风、各种疼痛、神志病、功能性胃肠疾病等。随着科学研究的不断深入，承担包括国家科技部基础理论"973"课题在内的多项科研课题，获得多项科技奖励。2012年我们承担了国家中医药管理局首批全国中医学术流派传承工作室建设项目，即"辽宁彭氏眼针学术流派传承工作室建设项目"。通过工作室的建设，全面系统挖掘整理学派宗师的学术思想和临床诊疗技术。凝练出眼针疗法理论核心"眼针八区十三穴络脑通脏腑"，出版著作《彭静山眼针疗法研究》，建立"辽宁彭氏眼针学术流派网站"，建立微信平台，在全国建立11个辽宁彭氏眼针学术流派二级工作站。作为项目负责人，我自1985年师从彭静山教授，几十年来从事眼针疗法的临床与实验研究，首先提出将眼针技术与现代康复相融合的"眼针运动疗法技术"，即在眼针留针期间进行现代康复训练，并获得"眼针运动疗法针具"实用新型专利，显著提高了中风病康复的疗效，在二级工作站推广，相关论文发表在《中国中医基础医学》杂志。2014年承担国家中医药管理局行业专项项目"慢性疼痛中医止痛康复技术评价与推广研究"中"眼针燔疗止痛技术治疗中风后肩手综合征临床研究"课题。制订了"眼针运动疗法技术"和"眼针燔疗止痛技术"操作规范。

按照国家中医药管理局对中医学术流派传承工作室建设要求，要原汁原味地传承流派学术思想和临床诊疗技术。我们拜访了当年出版《眼针疗法》一书的责任编辑——已87岁高龄的刘刊老先生，先生自豪地说："当年《眼针疗法》的书稿经过一年多的反复修改，目标是成为经典图书，20余年来多次重印，供不应求，看来这一目标实现了。"我们工作室在彭静山教授110岁华诞前夕，怀着对学派宗师的敬畏和忠诚，再版《眼针疗法》一书，此次再版对原书内容未做丝毫改动，以期传承经典，福泽后世。

辽宁彭氏眼针学术流派传承工作室

王鹏琴

原版序言

在《针灸秘验》序言中已经写过，我自1951年参加某医院工作，由中医改为针灸专业，算作半路出家。我为什么又想起研究眼针呢？这并非偶然心血来潮，事情要由发源谈起。

在"文化大革命"这场空前的浩劫中，我被加以"反动学术权威"的罪名，立刻变成牛鬼蛇神，先是撤职，靠边站，继之则劳动、批斗，抄家，住牛棚，种种苦难皆生平所未经，而最遗憾的是被打成聋子，右耳全聋，左耳听力下降到90分贝。到了1970年，医院逐渐恢复，我由副院长改为内科医生。治病虽是轻车熟路，但诊断却产生了极大困难。中医四诊望、闻、问、切，是用眼睛察看患者的形态、表情、面色、舌苔，用耳朵听患者的呼吸、声音，询问患者最痛苦的症状和发病过程，最后切脉。我由于耳聋，患者讲话听不清，失去了闻、问两项，不仅成了"二诊"医生，而且无法量血压、听心肺。病者谬采虚名，纷至沓来。我则因失去两诊，徒唤奈何！然而"与以翼者两其足，与以角者去其齿"。我失去听力，但视力得天独厚，以耄耋之年灯下可读新五号铅字的书而不需要戴花镜。为了恪尽一个医生的天职，解除病患的疾苦，于是便想在视力方面创新路，设想以望、切二诊之长，弥补闻、问二诊之短。夜以继日，手不释卷，翻阅劫后余书，终于发现了线索。明·王肯堂《证治准绳》里载有华佗关于人生了病在眼的白睛上有形色丝络显现，可验内之何脏腑受病的一段话。虽然全文仅108个字，而我却如获至宝。经昼夜把玩，冥思苦索，终于拟出"观眼识病"的设想：由华佗提的五轮设想用八卦划分眼睛为八区，内联五脏六腑，外察形色丝络，试对患者先观眼后切脉，或先诊脉后看眼，互相参照。日里应诊，晚间总结，摸索前进，经验日丰，准确率逐渐提高，给诊疗以莫大便利。到了1974年，观眼识病积累了一万多病例，准确率达到90%，把望诊向前推进了一步。

1974年，有一位胆道蛔虫患者疼痛不可忍受。我正在写处方，患者家属凑在我左耳旁说："开方、抓药要很长时间，再回家煎药，患者实在受不了！大夫，有能尽快止疼的办法吗？"此症用针刺胆俞穴，15分钟可以止疼。我忽然想到，此患者眼睛的胆区丝络鲜红，如果在胆区扎一针能否也奏效呢？于是便在抽屉里翻出数年未用的针包，取了一支短针，在患者右眼胆区扎了进去。这本是大胆的尝试，然而竟针入痛止成为奇迹。患者欢喜而去，我也由此产生了研究眼针的兴趣。尔后试验治疗痛苦较大、服药无效的12例患者，均奏奇效。于是眼针作为一种独特的微针疗法在临床中显现了它的端倪。

继之，我又主管针灸科，于是就大力开展在眼区定穴针刺，对凡属针灸适应证的疾病，都用眼针。从此，眼针的临床研究进入一个新的阶段。医疗的奇迹也就层出叠见，颇令人欣慰。略举数例，以见一斑。

一少妇做人工流产后小腹疼痛不能忍受，伏在诊察床上呻吟。问明原因，以眼针针其下焦区，针入痛止，欣欢而去。

伍某，女，19岁，每次例假即发生痛经，疼痛难忍，用眼针刺其双下焦区即愈。

刘某，男，50岁，患重症肌无力，不能睁眼，走路时须用手指扒开眼皮，否则就不能迈步，用眼针3次治愈。

有一位胫骨骨折的病人，骨折治愈后忽然右腿不能迈步，但可以屈伸，亦不疼痛，只好每日屈着右腿，架着双拐走路，已患病8个月，苦恼万分，听说眼针有奇效，抱着试试看的心理来院求治。我诊察其面色微黄，舌无苔，六脉沉细，左尺尤甚，看眼右眼下焦区络脉浅淡。缘于骨折，肾主骨，肾阳已虚，失其矫健动力，导致不能迈步。让其仰卧，直腿抬高试验，左腿抬85厘米，右腿不能抬起。针其两下焦区后，左腿抬90厘米，右腿抬10厘米。二诊时，右腿感觉轻快，架单拐行走。针下焦区后，左腿抬高90厘米，右腿抬高30厘米。第三次来时，还架一拐，当手杖使用。针下焦区后，左腿抬95厘米，右腿抬70厘米。患者欢喜异常，鞠躬致谢，扛起单拐，行动自如地走下楼去。

由此例想到，下焦区可使瘫腿恢复，则上焦区对瘫臂或亦有效。试治中风偏瘫，竟出乎意外地成功，从此眼针竟以治中风偏瘫而受到患者的欢迎。

在贵阳参加针灸手法研究会时，水利电力部驻贵阳某单位的一位老同志患中风一年，下肢能够走路，一只左臂不能抬起，多方治疗不效。贵阳医学院邀我会诊，检查其上肢无肌肉萎缩，肩肘关节亦正常，只是怎么也抬不起来。于是我用眼针刺其上焦区，针才刺入左眼上焦区，左臂立即抬起。患者激动得流下泪来。

沈阳政法学校副教授李德福的父亲突患中风，左侧偏瘫，不能动转。在左眼上、下焦区针刺，左手足应针而动。又治疗5次，竟获痊愈。李翁亲自由家手捧一盆枝叶翠绿、繁花似锦的君子兰送到我家，以表谢意。此事曾刊载在1986年第五期《老人天地》杂志上。

辽宁省公安厅一位主任，由于搬东西扭伤，脊柱不能前俯后仰，亦不能左右侧弯，但四肢活动如常，仍可走路，唯脊柱强直难动。诊脉两尺无力，看眼下焦区络脉鲜红而曲张。针其两眼下焦区，用眶内点刺法在两眼下焦各点刺3下，立即可以弯腰仰背左摇右摆，欢喜而去。过了3天，我俩在北陵大街相遇，他笑容满面地说："针后第二天活动已如平常，只稍感不适。因为你们开学术会议我没有打扰，现在已经完全恢复。妙哉！"

从此，眼针治疗中风的名声传扬而去，患者来的很多。至1982年，据167例中风偏瘫的临床观察，总有效162例，达97%。病程3个月以内的病例，针一次后可走路者23人，举手过头者7人，能说话者2人；针两次后可走路者18人，举手过头者3人，能说话者1人。3个月以上的病例，针一次后可走路者3人，针两次后可走路者1人。

眼针疗法经过几年的临床实践，证明其适应证与针灸疗法相同，对经络病候的主要疾病如中风偏瘫、急性扭伤、原发性高血压、冠心病心律不齐、胆绞痛及各种疼痛症候均有迅速而良好的疗效。根据祖国医学理论，进一步改进和确定了眼穴方案。辽宁省卫生厅乃于1982年邀请专家鉴定，辽宁省人民政府授予辽宁省重大科技成果奖。眼针疗法作为微针疗法的一种终于诞生。

1983年新华社记者王勤学同志首先采访，写了《妙手银针除病患》的报道，发表于《健康报》，引起国内针灸同行的关注。

1984年《光明日报》社科技开发公司筹备光明中医函授大学，会后即举办北京市眼针学习班。由中国中医研究院副院长王雪苔教授负责招生，计有中医研究院、北京中医学院、北京医学院、协和医院、三〇一医院等12所著名医院的14位针灸医生学会了眼针疗法。他们将眼针疗法运用于临床，均取得很好的疗效，有的已发表了眼针方面的论文多篇。《光明日报》社科技开发公司同我又在当年9月与云南中医学院在昆明举办了眼针学习班。学员来自云南、广西、四川、陕西计150人。患者也来自上述四省（区），每天超过100人次，以中风偏瘫为最多。一位昆明的武术家患中风偏瘫，行走困难，经过眼针治疗一次，即手足灵活地表演了八卦拳。云南中医学院电教室有录像，颇为生动。1986年辽宁中医学院与北京中医学院在京联合举办眼针学习班，学员来自18个省。以后我又利用各种针灸会议的机会在北京、上海、南京、苏州、杭州、长沙、哈尔滨、合肥以及华佗的故乡安徽亳县等地讲授眼针疗法并做临床表演。经过几年的传播，眼针疗法终于在国内逐步得到推广。

1985年我在深圳的"辽宁深圳疑难病治疗中心"应用眼

针，引起香港针灸界的很大兴趣。1986年新华社记者姜敏同志采访后，把眼针疗法列入国际要闻向国外播发，引起了许多国家的重视。近几年来，有美国、英国、法国、西德、苏联、新加坡、加拿大、日本、韩国等许多国家和地区的针灸学者、临床医生先后来沈阳对眼针疗法进行考察、学习，亦有国外病人专来求治。1987年10月，以日本健康之友会为首，国际技术者联合会、日本针灸师会、《医道の日本》社等十几个单位邀请我访日讲授眼针疗法。同年11月在北京召开的世界针灸联合会第一次针灸学术大会上，来自50多个国家和地区的1500名代表，听我讲了眼针疗法。1988年4月日本富士电视台专程来沈阳为眼针疗法临床录像。6月应邀第二次访日，以东京、大阪为中心，在大阪首次讲授眼针疗法，受到大阪针灸医生的热烈欢迎。同年8月有美国针灸医师、日本几个针灸学术团体50余人来我院学习眼针疗法。现在可以说，眼针疗法业已走向世界。

回顾从1970年迄今的19个春秋，感触颇深。我研究眼针疗法不遗余力，其间遇到不少艰难险阻，在有关领导和学者们的支持与鼓励下，都被一一克服，在参与眼针研究诸同志的共同努力下，终于到达了彼岸。当然，眼针疗法只是微针中的一种，在中医针灸科学领域中不过是沧海一粟。这点微不足道的成果，只不过是在继承和发扬祖国医学，解除患者疾苦的事业上尽了一点绵薄之力而已。

在编写《针灸秘验》之时，即曾将眼针的初步成果整理成稿，后来由于考虑到研究工作正在深入而没有付印。近年来，随着研究工作的进展，曾多次增删改写，现在终于定稿出版了。当书稿写成雏形的时候，当时的卫生部中医司司长吕炳奎先生、中国中医研究院针灸经络研究所所长王雪苔先生即在百忙之中进行了审读，给予很大支持。对以后诸稿，辽宁科学技术出版社有关同志都曾提出宝贵的修改意见。本书的出版还承蒙我院历届领导以及北京中医学院院长高鹤亭先生的大力支持。本院解剖教研室许宏基教授、陈卫东、姜怀平、刘莉娅讲师担当眼区穴位解剖；张景学先生精心绘图、林佩先生摄影；研究生董文毅、张明波、王自润、张新东，针灸系学生马尔雅、吴玲、任路等在课余协助整理资料抄写书稿；参加研究人员李云香、陈玉芳、朱凤山、王鹏琴、刘桂玲、王晓明、彭敏、王淑娟、刘蕴、孙爱平等人都尽心竭力，做出一定贡献，在此一并致以深深的谢意！

《眼针疗法》一书虽数易其稿，但疏漏之处在所难免。作为一种疗法，在临床实践中还会不断发展。希望广大读者和医学界的朋友们不吝指正，以求本书日臻完善。

82 岁聋叟　彭静山
1990 年 2 月 1 日　于沈阳静思庐

目　　录

第一章　眼针疗法的理论根据

一、心肝和眼的关系 ……………………………… 2

二、脾和眼的关系 ………………………………… 2

三、五轮学说 ……………………………………… 3

四、五轮八廓 ……………………………………… 3

　（一）王肯堂论五轮八廓 ……………………… 4

　　　附：主要医籍八卦与八廓通联脏腑异同表 …… 6

　（二）现代医家论五轮八廓 …………………… 6

五、眼与经络的关系 ……………………………… 9

　（一）经络学说 ………………………………… 9

　（二）经络与各科的关系 ……………………… 12

　（三）经络的个性与共性 ……………………… 14

　（四）经络循行与眼的关系 …………………… 14

第二章　观眼识病

一、望诊的发展 …………………………………… 17

二、眼区的划分 …………………………………… 19

（一）用八卦划区的来源 ·············· 20

（二）命门与三焦问题 ·············· 22

（三）眼区的划分及与脏腑的通联 ········· 26

（四）记忆眼图的方法 ·············· 33

（五）眼区的深部解剖所见 ··········· 35

三、络脉的形色 ·················· 36

（一）络脉的形状 ··············· 37

（二）络脉的颜色 ··············· 39

（三）观察方法 ················ 40

附：观眼识病 1000 例总结 ········· 40

第三章　眼针疗法

一、临床实践 ··················· 46

（一）眼针的穴位 ··············· 46

（二）取穴原则 ················ 47

（三）眶内眶外的刺法 ············· 47

（四）选针 ·················· 48

（五）练针 ·················· 48

（六）眼针的各种刺法 ············· 49

（七）进针法 ················· 50

（八）手法问题 ················ 51

（九）起针问题 ················ 51

（十）眼针适应证及配穴治疗 ·········· 51

（十一）注意事项 ··············· 54

二、眼针眶区十三穴的研究实验 ········· 54

（一）心区穴 ………………………………… 55

（二）肝区穴 ………………………………… 56

（三）脾区穴 ………………………………… 56

（四）肺区穴 ………………………………… 57

（五）肾区穴 ………………………………… 58

（六）上焦区穴 ……………………………… 58

（七）胆区穴 ………………………………… 59

（八）胃区穴 ………………………………… 60

（九）大肠区穴 ……………………………… 60

（十）小肠区穴 ……………………………… 61

（十一）膀胱区穴 …………………………… 61

（十二）中焦区穴 …………………………… 62

（十三）下焦区穴 …………………………… 62

三、眼针病例举要 ……………………………… 63

（一）中风类 ………………………………… 64

（二）高血压类 ……………………………… 68

（三）扭伤类 ………………………………… 70

（四）震颤类 ………………………………… 72

（五）神志类 ………………………………… 74

（六）胆道蛔虫类 …………………………… 74

（七）口眼㖞斜类 …………………………… 75

（八）痹证类 ………………………………… 76

（九）过敏性疾患类 ………………………… 83

（十）发热类 ………………………………… 85

（十一）少腹病类 …………………………… 86

四、病人针后得气的体会 ················· 86

五、眼针治疗几种常见病的临床资料 ········· 89

   (一)眼针为主治疗中风 167 例临床观察 ······· 89

   (二)眼针治疗中风 242 例临床观察 ········· 92

   (三)眼针对偏瘫预后的探讨 ············· 94

   (四)对几种常见病的临床资料统计 ········· 96

   (五)眼针对血压调整作用的观察 ··········· 98

   (六)眼针对中风偏瘫下肢抬高即刻效应的临床观察

      报告 ······························· 102

附录

一、眼针治疗胆绞痛(附 122 例临床分析) ········ 105

二、眼穴诊断及眼针治疗临床初步观察 ········· 107

三、中国东北行 ······················· 112

第一章　眼针疗法的理论根据

王肯堂（1549—1613）是明代医学家，字宇泰，江苏金坛人。早年习读文史，兼精医学。曾任福建参政等职。晚年退居故乡，广泛搜集历代医学文献，编著《证治准绳》四十四卷，另有杂病、类方、伤寒、疡医、幼科、女科等，后世汇刻称《六科准绳》。书中对各种疾病的证候和治法叙述颇详，为医家所重视。

我耳聋之后想利用得天独厚的视力，探索诊断疾病的新路。读《证治准绳》，见《目门》卷七在论述五轮八廓部分引有华佗一段话："华元化云：目形类丸，瞳神居中而前，如日月之丽东南而晚西北也。内有大络六，谓心、肺、脾、肝、肾、命门各主其一；中络八，谓胆、胃、大小肠、三焦、膀胱各主其一；外有旁支细络莫知其数，皆悬贯于脑，下连脏腑，通畅血气往来以滋于目。故凡病发，则有形色丝络显现，而可验内之何脏腑受病也。"华佗的这段话给我以很大启发。经过深入钻研，终于总结出"以目代耳"的"观眼识病"，进而又发展为眼针疗法。

宋代以后眼科分眼睛为五轮八廓。眼睛分阴分阳。《内经》说："瞳子、黑眼法于阴，白眼、赤脉法于阳。故阴阳合转而精明，则此眼具阴阳也。"进而更详细论述说："五脏六腑之精气皆上注于目而为之精，精之窠为眼，骨之精为瞳子，筋之精为黑眼，血之精为络，其窠气之精为白眼，肌肉之精为约束裹撷，筋骨气血之精而与脉并为系，上属于脑，后出于项中，此则眼具五脏六腑也。"后世五轮八廓学说实来源于《内经》。

一、心肝和眼的关系

五脏心、肝、脾、肺、肾，而心和肝经独与眼有密切关系。《内经》说："肝开窍于目，藏精于肝。"又说："肝气通于目，肝和则目能辨五色矣。"后世中成药明目羊肝丸，以羊肝为主药，属于脏器疗法，是由内经学说而派生的。

《内经》又说："心合脉，诸脉者皆属于目。"心、肝两经都和血有密切关系，眼睛的营养，发挥视力，皆关系到心、肝的功能。

二、脾和眼的关系

这个学说是李东垣提倡的。东垣治一切病以培养脾胃为主，他说眼睛与脾胃的关系极为重要。并引证《内经》："诸脉皆属于目。""心事烦冗，饮食失节，劳役过度，故脾胃虚弱，心火太盛，则百脉沸腾，血脉逆行，邪害孔窍，天明则日月不明也。"东垣主张五脏六腑的精气，都是禀受于脾土而上贯于目。眼睛与脾的关系，极为密切。

三、五轮学说

五轮是把整个眼球由外向内分为 5 个部位，分别属于五脏：上、下眼睑为肉轮，属脾；内、外眦为血轮，属心；白睛为气轮，属肺；黑睛为风轮，属肝；瞳人为水轮，属肾。

中医学随着社会的进步而逐渐发展，唐初的《千金方》《外台秘要》都提到眼病发生的原因和保护眼睛的方法，如："生食五辛，热食面食，饮酒不已。房事无节，夜读细书……"等，并提出治疗眼疾的许多药方。然而首先提到五轮的是宋初《太平圣惠方》，该书由王怀隐等著，书成于淳化三年（992 年）。

四、五轮八廓

眼科学专书《银海精微》，旧题唐·孙思邈著，据考为宋以后人所作。首为五轮八廓总论。五轮如前所述，至于八廓则说："大抵目为五脏之精华，一身之要系。故五脏分五轮，八卦名八廓……至若八廓，无位有名。"

明·傅仁宇著有《审视瑶函》，为眼科专书。首篇说："五轮者五脏精华之所发，名之曰轮，其像如车轮圆转，运动之意也。八廓应乎八卦，脉络经纬于脑，贯通脏腑，以达气血。"

（一）王肯堂论五轮八廓

中医眼科在宋、明之际有很大发展，五轮八廓学说，也日臻完善。王肯堂在《证治准绳》中对五轮八廓做了较全面的论述。他说："五轮，金之精腾结而为气轮，木之精腾结而为风轮，火之精腾结而为血轮，土之精腾结而为肉轮，水之精腾结而为水轮。气轮者目之白睛是也，内应于肺，西方庚辛申酉之令，肺主气，故曰气轮。金为五行之至坚，故白睛独坚于四轮；肺为华盖，部位至高，主气之升降。少有怫郁，诸病生焉。血随气行，气若怫郁则火胜而血滞；火胜而血滞则病变不测。火克金，金在木外，故气轮先赤。金木而后病及风轮也；金色白，故白泽者顺也。风轮者白内青睛是也，内应于肝，东方甲乙寅卯、厥阴风水，故曰风轮。目窍肝。在时为春，春生万物，色满宇宙，惟目能鉴，故属窍于肝也。此轮清脆，内包膏汁有涵养瞳神之功，其色青，故青莹者顺也。世人多黄浊者乃湿热之害，惟小儿之色最正，至长食味则泄其气而色亦易矣。血轮者，目两角大小皆是也，内应于心，南方丙丁巳午火，心主血，故曰血轮。夫火在目为神光，火衰则有昏瞑之患，火炎则有焚燥之殃。虽有两心①，而无正轮。心君主也②，通于大眦，故大眦赤者实火也。心包络为小心，小心为相火也，代君行令，通于小眦，故小眦赤者

①两心，就是心的经脉可分别通到内、外眦两条通路。
②正轮即眼球，两眦在眼球的内外两侧。不属于眼球的本轮。《素问·五脏生成》："黄帝问曰：愿闻十二脏之相使贵贱何如？岐伯对曰……心者君主之官也……"

虚火也。若君主拱默，则相火自然清宁矣，火色赤，惟红活为顺也。肉轮者两睥是也①，中央戊己辰戌丑未之土。脾主肉，故曰肉轮，脾有两叶，运动磨化水谷。外亦两睥，动静相应。开则万用，如阳动之发生；闭则万寂，如阴静之收敛。土藏万物而主静，故睥合则万有寂然而思睡，此脏纳归静之应也。土为五行之主，故四轮亦脾所包涵。其色黄，得血而润，故黄泽为顺也。"

"八廓应乎八卦，脉络经纬于脑，贯通脏腑，以达血气，往来以滋于目。廓如城郭然，各有行路往来，而匡廓卫御之意也。乾居西北，络通大肠之腑，脏属肺，肺与大肠相为阴阳，上连清纯，下输糟粕，为传送之官，故曰传导廓；坎正北方，络通膀胱之腑，脏属于肾，肾与膀胱相为阴阳，主水之化源，以输津液，故曰津液廓；艮位东北，络通上焦之腑，脏配命门，命门与上焦相为阴阳，分输百脉，故曰会阴廓；震正东方，络通胆腑，脏属于肝，肝胆相为阴阳，皆主清净，不受浊秽，故曰清净廓；巽位东南，络通中焦之腑，脏属肝络，肝与中焦相为阴阳，肝络通血，以滋养中焦，分气以化生，故曰养化廓；离正南方，络通小肠之腑，脏属于心，心与小肠相为脏腑，为谓阳受盛之胞，故曰胞阳廓，坤位西南，络通胃之腑，脏属于脾，脾胃相为脏腑，主纳水谷以养生，故曰水谷廓。兑正西方，络通下焦之腑，脏配肾络，肾与下焦，相为脏腑，关主阴精化生之源，故曰关泉廓，脏腑相配，《内经》已有定法，而三焦分配肝肾者，此目之精法也。盖

①睥（bì 音闭），眼睑的睁眼闭眼和向两旁斜视的动作。

目专窍于肝而主于肾，故有二络之分配焉。左目属阳，阳道顺行，故廓之经位法象亦以顺行。右目属阴，阴道逆行，故廓之经位法象亦以逆行，察乎二目两眦之分则昭然可见阴阳顺逆之道矣。"

附：主要医籍八卦与八廓通联脏腑异同表

关于八廓学说，眼科书上众论纷纭，各执一词，《银海精微》说八廓"有名无位"，有的医家说是按古传八卦应乎八廓，唯《医宗金鉴》提出八廓应属六腑，但没有说明准确位置。各书互有异同，归纳列表1：

表1　主要医籍八卦与八廓通联脏腑异同表

书名 八廓与八卦	银海精微	审视瑶函	医宗金鉴	东医宝鉴	杂病源流犀烛	类证治裁	证治准绳
乾天	肺、大肠	肺、大肠	肺、大肠	大肠	肺	大肠	肺、大肠
坎水	肾	肾、膀胱	肾、膀胱	肾	肾	肾	肾、膀胱
艮山	胆	命门、上焦	包络	胆	胆	胆	上焦、命门
震雷	心、小肠	肝、胆	命门	小肠	小肠	小肠	肝、胆
巽风	肝	包络、中焦	肝、胆	肝	肝	肝	中焦
离火	心、命门	心、命门	心、小肠	心、命门	心	命门	心、小肠
坤地	脾、胃	脾、胃	脾、胃	脾、胃	脾、胃	脾、胃	脾、胃
兑泽	膀胱	肾、下焦	三焦	膀胱	膀胱	膀胱	下焦

（二）现代医家论五轮八廓

近人四川眼科名医陈达夫氏著有《六经法要》。陈氏论八廓说："五轮是讲人体的组织功能，八廓是说某种眼病发生的表现，并非每个病人都有廓病，更不是正常人也分八廓。所以八廓之说，似乎无用。有的人不知其由，遂在著作中加以否认。如《银海精微》首创五轮八廓，却说是没有定位。既无定位，何必有名？《医宗金鉴》虽未说没有定位，却没有指出位置和说明八廓的用途。只有《审视瑶函》画了八廓定位，肯定了它的用处，说八廓是用来辨认眼病血丝的。这个理论，十分有力。但可惜它未加深讲，仅于图案上画出左右两眼，两眼上胞各写上 4 个卦名，两眼下胞又各写出 4 个卦名，使学者无从辨别，那就更说不到临症拿来应用了。"

近代眼科名医庞赞襄氏，著有《中医眼科临床实践》，对五轮的解说颇详。庞氏说：五轮学说，是基于眼与脏腑关系的原理，将眼从外向内分为肉轮、血轮、气轮、风轮、水轮 5 个部分，而分属于脾、心、肺、肝、肾 5 脏，借以说明眼的部位、生理和病理等，用来指导临床诊治眼病的一种理论方法。

（1）肉轮：指上下胞睑，就是眼睑部分（包括睑皮肤、皮下组织、肌层、睑板、睑结膜等）分别属脾胃。因脾胃主肌肉，所以叫肉轮。其主要功能是保护眼球。

脾与胃相表里，故肉轮疾病多与脾胃病有关。如眼睑炎症用清理脾胃湿热之剂，可获得一定的疗效。

（2）血轮：指内外眦的血络，即两眦部的血管并包括内眦部的泪阜和泪点。泪点古代叫泪窍或泪堂，是排泪液的通道。两眦血络，在脏属心，心主血，所以叫血轮。血轮的作用是输运血液精气以濡养其分布部分之组织。

心与小肠相表里，故血轮疾病多与心或小肠的病变有关。

若两眦部的实热性病变，用清心泻火之剂治疗，可获得良好的效果。

（3）气轮：指球结膜与巩膜，一般称白睛。白睛在脏腑属肺，肺主气，所以叫气轮。其作用犹如表壳，以保护眼球内部的精细组织。

肺与大肠相表里，故气轮病多与肺或大肠有关。如肺热引起白睛的病变，用泻肺清热之剂治疗，就可收到良好效果。

（4）风轮：指黑睛（包括角膜和虹膜），角膜呈球面而透明，有透光和屈光作用，虹膜呈棕黄色或棕黑色，古称为黄仁（又名睛帘）。由于虹膜的展缩作用，使进入眼内部的光线适当，视物得以清晰。黑睛在脏属肝，肝主风，所以叫风轮。它有透光、集光和调节光线的作用。

肝与胆相表里，故风轮疾病多与肝胆疾病有关。如角膜炎症，用泻肝之剂多能奏效。

（5）水轮：指瞳人（亦叫瞳子或瞳神），也就是瞳孔部分，但其实际范围包括眼内各组织，如神水（房水）、睛珠（晶状体）、神膏（玻璃体）、睛膜（脉络膜）、视衣（视网膜）、目系（视神经）等。瞳人在脏属肾，肾主水，所以叫水轮。其功能特别重要，房水是充满于前后房内的透明液体，供给营养晶状体及玻璃体等组织的，晶状体是活动的屈光组织，它能使物体在视网膜上成像清晰，玻璃体除有屈光作用外，还起着维持眼内压的作用，葡萄膜因含有丰富的色素，使眼球后部形成暗箱，它又有丰富的血管，以营养视网膜等组织，视网膜则是唯一的感光组织，视神经的功能是将光、形、色觉传入大脑。所以这些组织的病变，均可发出不同程度的视力障碍。

肾与膀胱相表里，故水轮疾病多与肾或膀胱病变有关。如肾虚所致的青盲病，用补肾之剂就能奏效。

五、眼与经络的关系

（一）经络学说

人的身、气、心（心是指大脑的活动）三者之中，身是实体，气是虚物，寄附在体内都属于物质，心为虚托，借寓在身体而借气化为表现属于精神。同时肉身有各种内脏和外观，都由经络来连贯。气流依照这些经络，循行不息，表现各种功能，心灵相感相应，发生各种情绪，导出各种思维。如此内外相通，因果相应，前后相随，互相关联，缠缚搅绕，盘根错节，复杂无比。

气和心既是以身为依托，就必须使肉身的内脏和外官健全，人的生活才能完美。

气和心的关系，气依附于肉身，流行于全体内脏外官各个部位而表现为呼吸，为生命，为声音，为采色，为香臭，为感觉，为性情，为欲望，为兴趣，为活动，为神态，为形势，为光热，为力劲，为功能，为记忆，为思想，为学习，为辨别，为念虑，为意志等，丛杂纷繁，不胜枚举。但可分为3项来叙述：

（1）从气的由来而言，最初的重要部分是先天生成的，我国道家医学称为元气或真气，而写成这个"悉"字。另外的生出部分是后天养成的，从日常的饮食、营养、修为的生化而来。《灵枢·本脏》说："经脉者，所以行血气而营阴阳，濡筋骨，利关节者也。"《灵枢·营卫生会》说："人受气于谷，谷入于胃，以传于与肺，五脏六腑，皆以受气。其清者为营，浊者为卫，营在脉中，卫在脉外，营周不休，五十而复大会，阴阳相贯，如环无端。"人的营养可以不断添加更新，而储存待用。《灵枢·邪客》也说："营气者，泌其津液，注之于脉，化以为血，以荣四末，内注五脏六腑，以应刻数焉。"

（2）从气的动态而言，一又分别为三：一是在全身内脏外官各部位自然流行的。从人体出生，直到老死，无待外力相加，总是川流不息，周巡不已；二是受到他力刺激的机械反应。其属性有物理的、化学的、生理的、心理的等。通常说的"冲动"就算这一种。三是经过思考的意志反应。通常会表现抉别取舍或者动静归趋，属于层次较高的精神活动。

（3）从吾人对气的认识而言，一部分是从针灸临床实践的针刺得气，循经感传，交经缪刺，尤其是"经络敏感人"的出现而客观地说明经络循行的存在。一部分是借现代科技的帮助，可以测知或计量的，例如体温、声音、脏器功能、性向智力等，都有物理、化学、生理、心理、光电等的学术方法和仪器，加以测量和了解。我国在20世纪50年代就有经络测定仪，近年又有经络测平仪和经络导平仪。苏联人有克里安照像，可见经络的影子。外国有测气仪，精微波摄影法，证明了人的身上有"气"。我国道教的气功，现在已被世界许多国家所关注和实行。另外一部分是凭现代科技尚难了解明白的，唯有仍靠中医的传统方法，去深入体会，周全审察，缜密研究，而做高明的判断，求得正确了解。有些人经西医院以现代科技作体检的结果，评定无病。但总觉得少气无力，普通说是"气不足"或"气虚"就是属于这一种。中医对于诊断是"望以目察，闻以耳占，问以言审，切以指参。"谓之四诊。诊断气虚的程序，面色萎白，望而知其气虚；言语轻微，闻而知其气虚；四肢无力，问而知其气虚；脉来虚弱，切而知其气虚。凭四诊可知气虚，辨证施治可以治愈现代科学理化检验不出来的病。就针砭医学知识，中医是我国早期农业社会的产物，受易学思想的启示，为宏观性的学术。西医是西方文艺复兴以后工商社会的出品，谨守法国哲学家孔德（Auguste Comte，1798—1857）实证主义（Positivism）的圭臬，属于微观性的学术。中西结合起来，取长补短，通力合作，就是中医科学化。

另外，人的身、气、心三者中的心，实非心脏，而是大脑的活动，假借气的流行而表现。人的大脑非常发达，生理学家考究其功能，大致为 3 种：第一种：①能知、能感、能觉。②能学习、能记忆、能思维。③能自主运动。前述丛杂猥多的气流景象，除了各式各样与生俱来的自然生长，正如《灵枢·经脉》说："人始生，先成精，精成而脑髓生。骨为干，脉为营，筋为刚，肉为墙，皮肤坚而毛发长，谷入于胃，脉道以通，血气乃行。经脉者，所以能决死生，处百病，调虚实，不可不通。"此外，大抵可以分属于对刺激的直接反应，是比较感性化的。第二种多半属于经过思维的意志反应，是比较理性化的。第三种是在感性化反应和理性化反应之间，加以权衡，力求允妥，随而生出的智慧反应，是比较艺术化的。那些感性的反应大都是生理上的物质机械活动，其余凡属理性的和智慧的反应，则是心理上精神心灵活动。如此看来，气和心的精神活动实有两方面的关系：一是仰赖健全的肉身支柱；二是担当维护肉体健全指导任务的经络系统。

（二）经络与各科的关系

人们都认为经络是针灸的理论基础，只是针灸科的事情，实际经络学说是中医基础理论的组成部分，与各科都有密切的纵横联系。所以明朝深研《内经》的马元台说："不懂十二经络，开口动手便错。"开口就是"辨证"，动手就是"施治"。如果不懂得经络学的重要性，而不运用经络学说去辨证施治，肯定会发生错误。试举各科一二例以说明经络对辨证施治的重要性。

【内科】

辨别经病与络病：诊治伤寒要分清六经和经病络病。例如，头痛项强恶寒脉浮，是太阳经病，若只有头痛恶寒脉浮而项不强的，是病在太阳之络，不在太阳之经，经药不是对症所宜。因为太阳经脉上连风府，病在经的头项必痛，腰脊必强，没有项强的症状是病在太阳之络。经病须用经药，络病须用络药。

目痛鼻干，不得卧，身热，汗自出，不恶寒，反恶热，脉尺寸俱长的是阳明经病。若只有身热汗出，不恶寒，而没有目痛鼻干的，是病在阳明之络，不在阳明之经，因为阳明经脉挟鼻络于目。

【外科】

疮疡生在阳明经的，容易化脓收口，治愈迅速，因为阳明是多气多血的经脉。生在太阳经、厥阴经的，容易塌陷，久久不愈，因为太阳、厥阴少气多血。生在少阴、少阳、太阴经的不易收口，因为少阴、少阳、太阴这几经少血多气。运用经络学说气血多少的个性来判断疮疡的预后，是很准确的。

凡疗毒都生在面部和手足，而且都生在各经的起止穴位，如生在某经的起穴，针其止穴；生在某经的止穴，针其起穴，无不应手而愈。例如疔毒生在迎香穴，是大肠经的止穴，针其起穴商阳，针后疼痛立止，血白细胞显著下降。接近起止穴的，也同用此法。

经络的起止穴，又名首尾穴。针灸循经取穴有首尾循经取穴法。

【妇科】

妇科病月经不调的取冲脉穴，关于胎产病取任脉穴，在经脉学说中"任主胞胎，冲为血海"。乳疾则取胃、肝、脾3经的穴，这3条经脉是通过乳房或接近乳房的。用药也着重这3经。

【儿科】

小儿疳疾，针四缝穴，效果迅速。四缝穴是在食、中、无名、小4个手指第一指节横纹中，属于大肠、心包、三焦、心、小肠5个经，所以功效卓著。

小儿出痘以前，耳尻不热，耳后静脉发红，因为痘发于三焦，耳后为三焦经所经过的部位。

【辨药】

以柴胡为例,"柴胡味苦平,性微寒,升也,阴中之阳也。其用有四:左右两旁胁下痛,日晡潮热往来生,在脏调经内主血,在肌主气上行经。手足少阳表里四经之药也"(《药性赋·主治指掌》)。在药物的引经报使方面,柴胡是主治手少阳三焦、足少阳胆、手厥阴心包、足厥阴肝等表里四经疾病的要药。

(三)经络的个性与共性

经络的个性,也叫特异性,计有 3 种:
(1)每条经脉都有自己的循行路线;
(2)每条经脉都有自己的经络病候;
(3)每条经脉都有特效穴位。
经络的共性,也叫普遍性,计有 3 种:
(1)内联脏腑,外络肢节。
(2)前后相应,左右互根。
(3)每条经脉和头面五官手足终末都有明显的联系。

(四)经络循行与眼的关系

十二经脉,除肺、脾、肾、心包经以外,有 8 条经脉是以眼睛作为集散之处。经络具有表里关系:肺与大肠相表里,脾与胃相表里,肾与膀胱相表里,心包与三焦相表里,可以说十二经直接、间接都与眼有着联系。眼为五官之一,它通过经络和脏腑有不可分割的联系。《灵枢·邪气脏腑病形》说:"十二经脉,三百六十五络,其血气皆上于面而走空窍,其经阳气上走于目而为睛。"《素问·五脏生成》说："诸脉皆属于目。"《灵枢·口问》说："目者宗脉之所聚也。"《素问·五脏生成》又说："故人卧血归于肝，肝受血而能视。"张景岳《类经注》解释说："肝为藏血之脏也，故人凡寐者其面色多白，以血藏故耳。"脏腑和眼睛相通是靠经络联系而形成的。经络分布于眼的通路：

1. 起于眼或眼周的经络

（1）足阳明胃经起于鼻旁，与足太阳膀胱经交会于睛明穴。

（2）足太阳膀胱经起于目内眦睛明穴。

（3）足少阳胆经起于目锐眦瞳子髎穴。

2. 经过眼或眼周围的经脉

（1）手少阴心经，其支者，系目系。

（2）足厥阴肝经，其经脉直接与目系相连。

（3）任脉经过两目中间而终。

（4）督脉经两目中间而下行终于上唇的龈交穴。

3. 终于眼或眼周围的经脉

（1）手阳明大肠经，其支脉上行头面，终于鼻旁迎香穴。

（2）手少阳三焦经，其支脉至目眶下和目外眦。

（3）手太阳小肠经的支脉，一条至目内眦，一条至目外眦。

（4）阴跷脉、阳跷脉均至目内眦和外眦。

4. 眼与经筋的关系

经筋是十二经脉循行部位上分布的体表肌肉系统的总称，

也是将全身体表肌肉按照十二经脉循行部位进行分类的一种方法。因此十二经筋就是按照十二经脉来命名的。

（1）足太阳之经筋，其支者为目上纲。

（2）足少阳之经筋，其支者聚于目外眦。

（3）足阳明之经筋为目下纲。

（4）手太阳之经筋，上属目外眦。

（5）手少阳之经筋，属目外眦。

总之经络与眼的关系，缭绕纠缠，表里互通，至为密切。正如《灵枢·经别》说："夫十二经脉者，人之所以生，病之所以成，人之所以治，病之所以起，学之所始，工之所止也；粗之所易，上之所难也。"

第二章　观眼识病

一、望诊的发展

前面已经讲过，我耳聋之后翻阅劫后余书，在王肯堂《证治准绳·目门》卷七见有这样一段引文："华元化云：目形类丸，瞳神居中而前，如日月之丽东南而晚西北也。内有大络六，谓心、肺、脾、肝、肾、命门各主其一，中络八，谓胆、胃、大小肠、三焦、膀胱各主其一，外有旁支细络莫知其数，皆悬贯于脑，下连脏腑，通畅血气往来以滋于目。故凡病发，则有形色丝络显现，而可验内之何脏腑受病也。外有二窍，以通其气，内有诸液出而为泪。有神膏、神水、神光、真气、真元、真精，此皆滋目之源液也。神膏者，目内包含膏液，如破则黑稠水出是也。此膏由胆中渗润精汁积而成者，能涵养瞳神，衰则有损。神水者，由三焦而发源，先天真一之气所化。在目之内虽不可见，然使触物损破，则见黑膏之外有似稠痰者是也。在目之外，则目上润泽之水是也，水衰，则有火胜燥暴之患；水竭，则有目轮大小之疾；耗涩，则有昏眇之危，亏者多，盈者少，是以世无全精之目。

神光者，谓目自见之精华也。夫祥光发于心，原于胆火之用事，神之在人也大矣。在足能行，在手能握，在舌能言，在鼻能嗅，在耳能听，在目能视。神舍心，故发于心焉。真血者，即肝中升运滋目经络之血也。此血非比肌肉间易行之血，因其脉络深高难得，故谓之真也。真气者，盖目之经络中往来生用之气。乃先天真一发生之元阳也。大宜和畅，少有郁滞诸病生焉。真精者，乃先后天元气所化。精汁起于肾，施于胆，而后及瞳神也。凡此数者，一有所损，目则病矣。大概目圆而长，外有坚壳数重，中有清脆，内包黑稠神膏一函。膏外则白稠神水，水以滋膏。水外则皆血，血以滋水。膏中一点黑莹是也。胆所聚之精华唯此一点烛照鉴视空阔无穷者。是曰水轮内应于肾，北方壬癸亥子水也，其妙在三，胆汁、肾气、心神也。五轮之中，四轮不鉴，唯瞳神乃照物者。风轮则有包卫涵养之功，风轮有损，瞳神不久留矣。或曰瞳神水也，气也，血也，膏也？曰非也，非气，非血，非膏，乃先天之气所生，后天之气所成，阴阳之妙用，水火之精华。血养水，水养膏，膏护瞳神，气为运用，神则维持，喻以日月，理实同之。而午前则小，午后则大，亦随天地阴阳之运用也。大抵目窍于肝，主于肾，用于心，运于肺，藏于脾，有大有小，有圆有长，亦由禀受之异。男子右目不如左目精华，女子左目不如右目光彩。此各得其阴阳气分之主也。然聪愚佞直柔刚寿夭，亦能验目而知之，神哉！岂非人身之至宝乎。"

傅仁宇《审视瑶函》论述五轮八廓也引用了这一段话，开始为"华佗云"以下皆同，也没有提出引文的来源。傅仁宇重视八廓，并以"勿以八廓为无用"作题目来阐明它的功能。他说："五轮为病，间有知者。至于八廓，位且不知，况欲求其经络之妙用乎？故古人云：'经络不明，盲子夜行。'夫八廓之经络，乃验病之要领，业斯道者，岂可忽哉。盖验廓之病，与轮不同。轮以通部形色为证，而廓唯以轮上血脉丝络为凭，或粗细连断，或乱直赤紫，起于何位，侵犯何位，侵犯何部，以辨何脏何腑之受病，浅深轻重，血气虚实，衰旺邪正之不同，察其自病传病经络之生克顺逆而调治之耳。人之谓此八廓，如三焦之有名无实以为无用者，此谬之甚者也。愚观《内经·黄帝少俞》，士勇怯，言勇士刚急，三焦肉横；怯士柔缓，三焦肉纵。夫肉则有状，此《难经》之颇误也。今八廓有位有形，故知三焦之比，八廓丝络，比之三焦，更为有据。三焦在内而不见，尚有膈上、膈下之分，八廓则明见于外，病发则有丝络可验者，安得谓为无用哉！"

验目可以识病，王肯堂引证于前，傅仁宇发扬于后，更有线索可寻，遂引起我研究"观眼识病"的信心，于是决心加以探讨，终于掌握了眼睛形色丝络显现的规律与特征。

二、眼区的划分

观眼识病就是通过观察眼部"形色丝络显现"而"验内之何脏腑受病"。为此首先就必须探索观察眼睛的部位以及这些部位与脏腑的关系，进而探索形色丝络变化的规律与特征。

（一）用八卦划区的来源

八卦由"－－"阴、"——"阳两种符号变化而成。按《周易》其名称和序列为乾☰、兑☱、离☲、震☳、巽☴、坎☵、艮☶、坤☷，代表天、泽、火、雷、风、水、山、地八种自然现象，是为先天八卦。北宋邵康节、周敦颐，南宋朱熹研究《周易》，把八卦的序列改为乾、坎、艮、震、巽、离、坤、兑，是为后天八卦。

《周易·系辞》："易有太极，是生两仪；两仪生四象，四象生八卦。"太极，指原始混沌之气或派生万物的本原。两仪，指天地或阴阳（图1）。四象，指四种自然现象或事物的四种属性，或谓春夏秋冬四时，或指水火木金四种物质，或指东南西北四方，或指太阴太阳、少阴少阳。这段话的大意是说：原始混沌之气运动而生天地（或分为阴阳），天地有春秋冬夏之节，故生四时（或阴阳的运动而产生太阴太阳、少阴少阳四种属性），推演为宇宙万事万物。这种观点反映了我国古代学者对世界构成和变化规律的认识，从哲学上看是一种古朴的唯物辩证思想。

古代医家把上述朴素的唯物辩证思想引进医疗实践，逐步形成了中医理论，促进了中医学的发展。如从我国古代认为宇宙的本原物质是"气"出发，形成了中医关于气、精气和神的学说。气运动而分阴阳。宇宙万事万物不论大的小的、粗的细的、黑的白的、冷的热的，以及昼夜阴晴、寒来暑往，总之都不外阴阳两个方面。阴阳既是对立的，又是统一的，没有一事一物能脱离这个范畴。阴阳的概念是中医学术的重要思想理论基础。中医的精髓是辨证施治，以阴阳为两大纲统帅表里、虚实、寒热。两仪概括八纲，以简驭繁，奇妙已极。

八卦古时用于卜筮。后世儒家学者以八卦为宇宙万物的基本象征图形，用来说明世界的构成和变化。北宋以来有些医家在气、阴阳、五行学说的基础上以"五脏分五轮"，以"八卦分八廓"，用来解释眼的生理、病理，说明廓病的分布

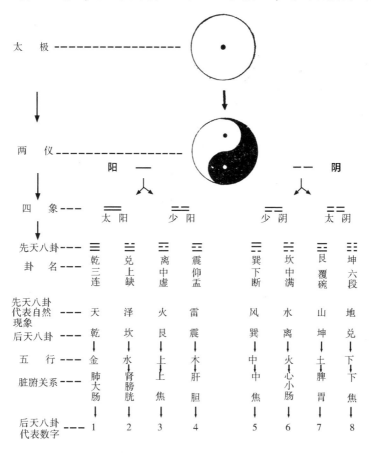

图1 太极图

和它的临床意义，对后世中医眼科的发展起了一定的作用。在研究观眼识病，如何将白睛划分若干区域以容纳脏腑时，五轮八廓学说给我以很大启示，决定也采用八卦划区。

（二）命门与三焦问题

关于眼与脏腑的关系，《内经》与历代医家已多有论述。《证治准绳》引华佗的一段话中指出：眼中有"大络六，谓心、肺、脾、肝、肾、命门；中络八，谓胆、胃、大、小肠、三焦、膀胱，各主其一。""旁支细络，莫知其数。"对眼睛可以验看丝络的部位只有白睛。在整个白睛上要辨清属于 14 个脏腑的"形色丝络"，并不容易。华佗指出的 6 个大络是心、肺、脾、肝、肾、命门，8 个中络是胆、胃、大肠、小肠、三焦（分为上焦、中焦、下焦）、膀胱，共 14 个脏器。但十四经里"内属于脏腑，外络于肢节"的有十二经，命门却不在内，因为命门不属于脏腑。三焦的问题各医书里意见也不同。因此，研究眼与脏腑的关系，首先应该解决命门和三焦两个问题。

1. 命门问题

命门有生命之门的含义，它是人体生命的根本和维持生命的要素。命门学说是脏腑学说的组成部分。在五脏中大部是单一的脏器，只有肾是两枚，古代医学家多推崇《难经》"左者为肾，右者为命门"的说法。但实际上两肾从组织结构到所具功能均无差异，故虞搏《医学正传》反对这种说法，认为不可独指右肾为命门，主张两肾"总号为命门"。有的医家根据命门穴在十四椎下陷中的部位，认为命门是在两肾之间，具体体现为"肾间动气"，即指两肾间所产生的人体动力的来源，也就是命门之火。因为肾为"水脏"是水中之火，乃先天之真气，此气自下而上，与后天的胃气相接，由此而生生不息。

命门的作用，概括而言：①命门为元气的根本，是人体产生热能的发源地。②能帮助三焦的气化。③命门之火有暖脾胃，帮助饮食消化的作用。④和人体的性功能和生殖系统密切相关，命门之火属相火，不足或偏亢，均可产生病态。⑤有纳气作用，与呼吸系统的功能密切相关。

2. 三焦问题

三焦属于六腑之一，分上焦、中焦、下焦3个部分。从部位而言，上焦是指胸膈以上部位，包括心、肺在内；中焦指膈下，脐部以上部位，包括脾胃等脏腑；下焦指脐以下部位，包括肾、膀胱、小肠、大肠。从功能而言，《灵枢·营卫生会》指出"上焦如雾"主要指心、肺的输布作用。"中焦如沤"指脾胃的消化转输作用。"下焦如渎"指肾与膀胱的排尿作用，并包括肠道的排便作用。这些功能实际上就是体内脏腑气化功能的综合。故三焦的功能，概括而言是受纳水谷，消化饮食，化生气血精微物质，输送营养，排泄废料。三焦的"焦"字有"热"的含义，这种热来源于命门之火，是通过气化的作用来体现的。

至于三焦的实体是一个争论未决的问题。《灵枢·营卫生会》说："上焦出于胃上口，并咽以上，贯膈而布胸中……中焦亦并胃中，出上焦之后……下焦者，别回肠，往于膀胱而渗入焉。"《难经》认为三焦是"有名而无形"。张介宾

《类经附翼》记载："……及至徐遁、陈无择始创言三焦之形，云'有脂膜如掌大，正与膀胱相对，有二白脉自中出，夹脊而上，贯于脑'……"张氏本人则认为"三焦为脏腑之外卫""所谓焦者，象火类也，色赤属阳之谓也。今夫人之一身，外自皮毛，内自脏腑，无巨无名，无细无目，其于腔腹周围上下全体，状若大囊者，果何物也？且其着内一层，形色最赤，象如六合，总护诸阳，是非三焦而何？"虞抟《医学正传》认为："三焦者指腔子而言……总名三焦……其体有脂膜在腔子之内，包罗乎五脏六腑之外也。"王清任《医林改错》以为"网油"即是三焦。唐容川《血证论》谓："三焦，古作膲，即人身上下内外相联之油膜也。"唐氏《医经精义》又说："故将五脏之将，当读如将帅之将。言少阳三焦，下连属于肾，上连属于肺，肾肺相悬，全赖少阳三焦以联属之。然则少阳一府，故已统帅两脏，如一将而将两营也。是孤之府，言少阳三焦，独成一府，极其广大，故能统两脏。又言属膀胱者，是三焦下出之路。足见自肺至膀胱，从上而下，统归三焦也。"唐氏又说："中国自唐宋后，不知三焦为何物，是以医法多讹。"张锡纯《医学衷中参西录》说："西医之所谓水道，即中医之所谓三焦，其根蒂连于脊骨，自下上数七节之处。在下焦为包肾络肠之脂膜，在中焦为包脾连胃之脂膜，在上焦为心下之脂膜，统名为三焦，能引水液下注于膀胱。《内经》所谓'三焦者决渎之官，水道出焉者是也'。夫《内经》即显然谓三焦为水道。"由此可见，中医对三焦的逐渐深刻的认识，乃医学的一大进步。五脏有五，六腑有六，脏腑表里配合，三焦称为"是孤之府"，配合心包，心包为心脏外围油膜，可以说是心的一部分，称为"心主"或"心之宫城"。心包、三焦都非独立脏器，但在经络都各有经脉循行线路，手少阳三焦、手厥阴心包（又称心主）表里互相配合。一般泛称"上焦心肺，中焦脾胃，下焦肾膀胱"。王肯堂论八廓把上焦、中焦、下焦各成一廓，但上焦配以命门，颇为蛇足。我们创制眼图，去掉命门，扩大了三焦的部位。三焦分布图如图 2。

上焦：自膈肌水平以上，前胸、后背包括内容脏器如心、肺、气管、支气管、胸膜以至颈项、头面五官和上肢。

中焦：自膈肌水平以下至脐水平以上，腰背部、上腹部包括内容脏器肝、胆、胰、胃、肠、脾等脏器。

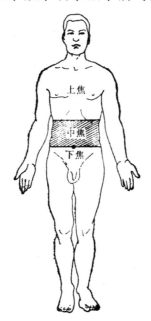

图2 三焦分布图

下焦：脐水平以下，腰、骶、髂、臀、小腹、少腹（中医对脐以下耻骨联合以上统称小腹，两侧又名少腹）、生殖泌尿系统、肛肠、腹膜直到下肢。

上述三焦的划分，在临床治疗实践中是符合实际的，尤其是眼针上焦、中焦、下焦的辨证配穴，颇有疗效。

（三）眼区的划分及与脏腑的通联

华佗说："目形类丸……有大络六……中络八……"包括五脏六腑、心包和命门，三焦又分成为上焦、中焦、下焦，去掉了命门、心包，共计是13个部位，在小小眼睛里容纳13个部位，利用八廓是很适宜的。而八廓来源于八卦，于是就用后天八卦划分眼睛八区。一般对方向的称呼习惯上叫作前后左右，前为阳，左为阳，就先划分左眼。为了使用方便，将乾、坎、艮、震、巽、离、坤、兑改用1、2、3、4、5、6、7、8八个阿拉伯数字代表。

两眼向前平视，经瞳孔中心做一水平线并延伸过内、外眦，再经瞳孔中心做该水平线之垂直线，并延伸过上、下眼眶。于是将眼区分成4个象限。再将每一个象限分成两个相等区，即8个象限，区域相等，此8个相等区就是8个经区。

划区时，人仰卧头向北、脚向南。左眼的西北方恰当乾卦，正北为坎，东北为艮，正东为震，东南为巽，正南为离，西南为坤，正西为兑。与脏腑的关系，乾属金，肺与大肠属金；金生水，坎为水，肾、膀胱属水；水生木，正东方肝、胆属木；木生火，正南方心、小肠属火；火生土，西南方坤为地，脾、胃属土。东北艮为山，山是高峰，画为上焦；东南巽为风，画为中焦；正西兑为泽，画为下焦。去掉命门，因为命门不属于脏腑，心包附属于心，均无位置。扩大了三焦的分布，对眼针治疗起到内外相应的作用。左眼的八区如图3。

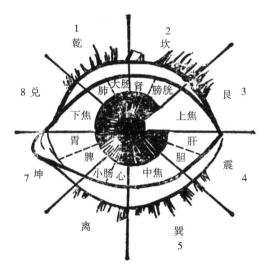

图3　左眼八区示意图

用后天八卦划分了左眼八区。右眼怎样划分呢？经络十二经穴两眼相同，如承泣穴都在下眼睑眶内直对瞳孔，睛明穴都在内眦上方靠近鼻梁，瞳子髎均在外眦角外边。观眼识病是以经络学说为理论根据，眼区的划分亦应以经络循行为依据。于是对右眼的划区进行了深入研究。

王肯堂论八廓最后说："左目属阳，阳道顺行，故廓之经位法象亦以顺行。右目属阴，阴道逆行，故廓之经位法象亦以逆行。察乎二目，两眦之分则昭然可见阴阳顺逆之道矣。"

中医基础理论为阴阳学说。《内经》说："平旦至日中，天之阳阳中之阳也。日中至黄昏，天之阳阳中之阴也。黄昏

至合夜，天之阴阴中之至阴也。合夜至鸡鸣，天之阴阴中之
阴也。鸡鸣至平旦，天之阴阴中之阳也。"李东垣说："故人
亦应之，人身之阴阳，外为阳，内为阴；背为阳，腹为阴；
脏为阴，腑为阳。心、肝、脾、肺、肾五脏为阴；胆、胃、
大肠、小肠、膀胱、三焦六腑为阳；所以知阴中之阴，阳中
之阳者何也……背为阳，阳中之阳心也；背为阳，阳中之阴
肺也（按：背，实指胸腔而言）。腹为阴，阴中之阴肾也；
腹为阴，阴中之阳肝也；腹为阴，阴中之至阴脾也。此系阴
阳表里内外雌雄相输应也。"杨上善说："阴阳者左右之道
路也。"

据以上人身之阴阳，经络之循行，都是左右前后内外相
呼应。把左眼的八区划分方法移到右眼当然不可行。

于是按"阳道顺行，阴道逆行"的原则，左眼的进行序
列如依钟表的时针作标志应为顺时针的。则右眼的进行序列
应为逆时针的。于是把左眼图上下翻转作为右眼的八区划分，
如图4。

用这个方案从1970年到1974年对初诊患者试行观眼识
病，积累了一万多病例，准确率很高，把望诊推进了一步。

1974年由观眼识病创造了眼针疗法，对经络病候所生的
许多疾病与针灸疗法的适应证相同。而对于脏腑功能失调，
经络平衡失调，气血瘀滞所产生的各种疼痛，经络阻滞所发
生的运动障碍如新中风偏瘫、高血压、心律不齐、胆绞痛、
新扭伤等症，都取得很迅速的效应。

自1984年《光明日报》社科技开发公司在举办北京市眼
针学习班至1986年辽宁中医学院和北京中医学院联合在北京

右眼　　　　　　　　左眼

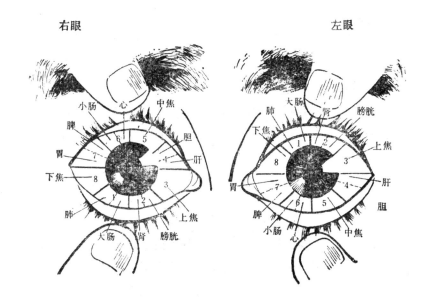

图 4　眼针划区原方案

举办"全国眼针学习班"，几年之间在国内各地讲述表演眼针疗法数十次。1987 年应邀访问日本，并在上海中医药国际学术会议、北京举行的世界针灸联合会第一次针灸学术会议以及 1988 年二次应邀访日，讲演和临床治疗用的也都是这个方案。国内、外同行重复临床实验与应用都取得很好的疗效，在国内外许多杂志发表的论文对眼针疗法评价也很高。如阿根廷中华针灸学会会刊《中华保健》1989 年第一卷第一期载有王钰会长的报告题为《彭静山眼针疗法经验介绍》。王钰先生说："眼针疗法是我会顾问、现任中国辽宁中医学院教授、眼针研究室主任彭静山老医师 1970 年首创……参考华佗资料，并按文王八卦划分眼区与观眼识病的记载，结合临床实践而创造出的一种新的针灸治疗方法。它不属于已有的十四经络，而自成一个体系……笔者学习这一疗法才一年多，但在临床实践中均多次获得惊人的疗效。1988 年 12 月 8 日，笔者应邀在由阿根廷—巴西基金会主办的首届阿巴选择治疗大会上作眼针疗法的专题讲演，并同时对听众中的多名患者做现场示范表演，几乎均收到针到病除的效果。这天由于演讲的场地太小，容纳不了太多的听众，在向隅听众的要求下，大会主持人不得不在 12 月 11 日又为我安排了第二次眼针疗法的专题演讲和现场示范表演，当场有一位颈椎已 2 年不能前后俯仰的听众，笔者仅用火柴棒压迫左右眼的上焦区，此人立即俯仰自如，更引起广大听众的惊奇。另有一位上肢偏瘫已 8 年的患者，仅用火柴棒压迫他的左眼上焦区，左上肢立即能摆动 15°左右，再次证实这一疗法对治疗偏瘫病人疗效尤为显著。由于这种疗法总共只有八区十三穴，简明好找，容易记忆，疗效显著，目前已推广到美国、日本、新加坡、加拿大、中国香港和澳门等国家和地区，英、法、苏联等许多国家纷纷来访问考察。《瞭望周刊·海外版》1986 年 5 月 9 日号，评价眼针疗法是中国针灸史上的新创举。事实证明，这句评语并非夸张之词。"

1987 年 1 月辽宁省卫生厅邀请国内著名针灸学家为眼针疗法组织鉴定委员会，通过了国家鉴定。鉴定委员会主任委员王雪苔先生提出一个建议，他说：眼针属于微针疗法的一种，理论根据是经络学说，然而经络在人体的分布除任、督在前后正中线为单行以外，十二经都是左右相同。眼针疗法的八区十三穴的划分左右不同，应进一步研究。我接受了这一建议，又进行深入探索，又提出眼区划分的新方案。

这一方案是左眼不变，把左眼图纸向右水平翻转，作为右眼的划区定穴。如图5所示：

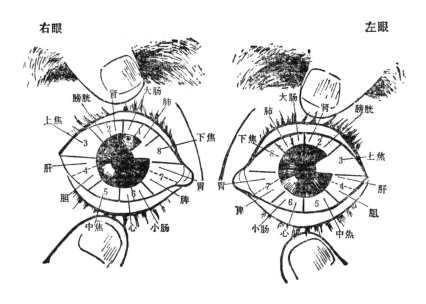

图5　眼针划区新方案

这一方案中八区十三穴左右相同，符合经络循行的原则和眼区的深部解剖所见。经过两年多的临床实验，效果和原方案相同。对其疗效的研究结果，说明经络学说的博大精深。从《内经》到李时珍的《奇经八脉考》，许多经络和针灸书都提出眼内、外眦和奇经八脉的阳跷脉直接间接有所通联。如《奇经八脉考》："阳跷脉……同足阳明上而行巨髎，复会任脉于承泣，至目内眦与手足太阳足阳明阴跷五脉会于睛明穴，从睛明入发际，下耳后，入风池而终。""阴跷脉……上行属目内眦，与手、足太阳足阳明阳跷五脉会于睛明而上行。"明·沈子禄著《经络全书》记载经络分野云："目锐眦

（外眦）属手、足少阳、三焦、胆经、手太阳小肠经之会兼足太阳膀胱经，二跷脉。"

张洁古说："跷者捷疾也。二脉起于足，使人跷捷也。阳跷在肌肉之上，阳脉所行，通贯六腑，主持诸表，故名为阳跷之络。阴跷在肌肉之下，阴脉所行，通贯五脏，主持诸里，故名阴跷之络。"

两眼的划区，新方案左眼不变，右眼虽有改进，然而阴跷、阳跷二脉的分布：①集聚于内、外眦之间。新方案的内、外眦包括上焦、肝、胆、下焦、脾胃。所余的只剩肺、大肠、肾、膀胱、中焦、心、小肠 7 个穴。但阳跷脉"同足阳明上行"，足阳明胃起于承泣穴，正是心与小肠的第 6 区。②通手太阳膀胱，膀胱与肾相为表里，互通脉络，肾、膀胱也包括在内。③通足阳明胃经，胃与脾相表里。三焦的概括是"上焦心肺，中焦脾胃，下焦肾膀胱"，既通足阳明，胃属中焦。如此则左眼不变，取左眼穴既可以治左侧疾病，由于"交经缪刺"取穴法，又可治右侧疾病，且左右两眼的内、外眦由二跷脉而联系到五脏六腑，上、中、下三焦，则其治疗作用，两个方案完全相同。两年之间应用新方案治疗 3000 例各种疾病，其疗效与原划分方案毫无差异。但原来的划区方案毕竟反映了当时的认识水平，眼针作为一种新的微针疗法应以划区新方案为既定方案。

（四）记忆眼图的方法

1. 钟表取象记忆眼图

眼白睛分为八区，记忆比较困难，从而想出来利用钟表的取象比类方法。眼图八区，每区如用时针计算为 90 分钟。左眼 1 区由 10 时 30 分至 12 时；2 区由 0 时至 1 时 30 分；3 区由 1 时 30 分至 3 时；4 区由 3 时至 4 时 30 分；5 区由 4 时 30 分至 6 时；6 区由 6 时至 7 时 30 分；7 区由 7 时 30 分至 9 时；8 区由 9 时至 10 时 30 分。如用秒针计算每区为 7 分 30 秒，左区由 11 时 52 分 30 秒至 12 时，余依此类推。

按眼针划区新方案，右眼 1 区由 1 时 30 分逆行至 0 时；2 区由 12 时至 10 时 30 分；3 区由 10 时 30 分至 9 时；4 区由 9 时至 7 时 30 分；5 区由 7 时 30 分至 6 时；6 区由 6 时至 4 时 30 分；7 区由 4 时 30 分至 3 时；八区由 3 时至 1 时 30 分。如用秒针计算，右 1 区由 0 时 7 分 30 秒至 0 时，余依此类推。

为便于读者记忆现列表，见表 2。

2. 经区通联脏腑口诀

八区经脉"内属于脏腑，外络于肢节"，每区所联系脏腑，《灵枢》记载很详细：肺经由大肠经通目，大肠经"上挟鼻孔通目下"，胃经"由鼻之交颊达目下方"，脾经由胃经通目，心经"系目系"，小肠经"至目内眦"，膀胱经"起于目内眦"，肾经由膀胱经通目，心包经（在眼区归并于心经）与三焦相表里，由三焦通目，三焦经"至目锐眦"，胆经"起于目锐眦（外眦）"，肝经"连目系"，督脉"通过二目中间"，任脉"入目"。

表2 以钟表比拟眼图表

卦	时区	左眼 顺时针进行	时区	右眼 逆时针进行	卦
乾	1	自 10 时 30 分至 12 时	1	自 1 时 30 分至 0 时	乾
坎	2	自 0 时至 1 时 30 分	2	自 12 时至 10 时 30 分	坎
艮	3	自 1 时 30 分至 3 时	3	自 10 时 30 分至 9 时	艮
震	4	自 3 时至 4 时 30 分	4	自 9 时至 7 时 30 分	震
巽	5	自 4 时 30 分至 6 时	5	自 7 时 30 分至 6 时	巽
离	6	自 6 时至 7 时 30 分	6	自 6 时至 4 时 30 分	离
坤	7	自 7 时 30 分至 9 时	7	自 4 时 30 分至 3 时	坤
兑	8	自 9 时至 10 时 30 分	8	自 3 时至 1 时 30 分	兑

注：每区占秒针 7 分 30 秒

十二经脉除肺，脾，肾，心包以外，有 8 条经脉以眼为集散之地，加上表里关系，可以说十二经直接间接地都与眼睛有联系。《灵枢·大惑论》："五脏六腑之精气，皆上注于目而为精。"《素问·五脏生成》说："诸脉皆属于目。"《内经》里叙述经络于眼密切关系的条文，不胜枚举。然而通过观眼可以知病的观点还是首先见于《证治准绳》中引用华佗的一段文字。

眼图八区与脏腑的关系，可概括如下口诀：

乾一肺大肠，

坎二肾膀胱，

艮三属上焦，

震四肝胆藏，

巽五中焦属，

离六心小肠，

坤七脾和胃，

兑八下焦乡。

（五）眼区的深部解剖所见

在两眼 16 区各按常规针刺，解剖所见：在眼周 16 个穴区，左右相同，每根针斜刺穿过皮肤、筋膜、深筋膜，抵眼轮匝肌。在深度上有的针尖接触眼轮匝肌表面，有的刺入肌内，但无穿透眼轮匝肌抵骨膜的。

每个穴区皮下浅筋膜内均有丰富的躯体感觉神经和血管网，血管网上有内脏感觉神经末梢。每根针均与感觉神经干或其分支末梢紧挨一起，关系密切，血管网缠在针的周围。

八区深部所见：1 区有眶上神经和额分支分布，并有眶上动脉网。2 区有眶上神经分支和眶上动脉网和泪腺分支。3 区内有眶上神经和泪腺神经分支，并有泪腺动脉和颞浅动脉额支、颧眶动脉血管网。4 区有眶下神经睑支分布，并有眶下动脉和颞浅动脉血管网。5 区有眶下神经下睑支和眶下动脉血管网。6 区有眶下神经下睑支和眶下动脉分布。7 区有眶下神经下睑支和滑车下神经的分支，并有内眦动脉和眶下动脉血管网。8 区有额支和滑车上神经分支，并有眶上动脉和额动脉血管网。

眼区穴位解剖是于眼针划区新方案确定后，在 5 个完整的尸体头颅上，由我亲自用 5 分针找准穴位，常规操作，均在各区中间进针。由辽宁中医学院解剖教研室主任许宏基教授及陈卫东、姜怀平、刘莉娅讲师进行解剖。解剖所见证明眼针八区十三穴左右相同是有科学依据的。至于原方案两眼的穴区不同而临床疗效无异，是通过经络的相互关联，彼此呼应而发挥作用。

三、络脉的形色

人的白睛（球结膜）上可见隐约纵横交错的络脉，正常人的络脉纤细而不明显，尤其是儿童的眼球，如果没有生过大病，则白睛青白洁净，看不出络脉的分布。若是生病以后，或由皮肤通过经络而内传到脏腑，或由脏腑外传到皮肤，不论某一经或几个经受病，都可以从眼白睛上显露出来。经络是通到全身的，十二经直接或间接地都与眼睛有联系。经络在周身其他部位为肉眼所不能见，但球结膜是半透明的，其所分布的络脉一经加深即很容易看到，而且一经出现，其残痕与生长，就像肺结核愈后钙化点似的永远存在。从而有些病人扒开眼睛即可见几个经脉都有异常的络脉。在深圳时由香港来了一位病人，我诊断以前首先见他的白睛上肺、肾、肝、心、大肠区都有明显的络脉，不过颜色暗灰是属于陈旧性病灶。我说："您过去肺、肾、肝、心、大肠都生过病吗？"此人很惊讶地说："一点儿不错。我患过肝硬化、肾炎、肺气肿、心律不齐、大便溏泻，大夫全能看出来。现在其他的病全都好了，只有一种病没好，大夫看是什么病？"我又仔细看了一会儿，其他各经色泽暗灰的程度虽然不同，但都属于陈旧性病灶，唯大肠区络脉颜色浅淡。我说："您大肠经明显有虚象,大便溏泻还没好吧!"这位病人,点头者再,口说:"太神了,以后我还请您给我医病。"

回忆在1970年我初试观眼识病,划区确定以后,先从小肠经试验,和检验科联系每逢进行十二指肠球部溃疡X线钡透时,我先看眼睛,然后进行钡透,看了20例,小肠区的络脉明显而色赤,结果与钡透相符。以后有位医生建议各经全看,何必单看一经,影响进度。我一想这个建议很好,于是对于初诊病人,不问病情,先看眼睛,说出有病情的是哪一经或更多的几经都有异常,但有新旧轻重之别,病人既惊异又感兴趣,有的诉说病情,有的带着其他医院的诊断及理化检查结果,大多数都符合。一天有一位公共汽车公司卖月票的姑娘,她候诊时听见我观眼识病都很准确,由于好奇心驱使,她说:"大夫这种方法别人能学会不?"我说:"很容易,一学就会。"她很有兴趣,要求学习。我画了一张草图,写明八区所通联的脏腑名称,她很高兴地走了。过了一个月,她又来治病,愉快地说:"我回去看了十个病人都准啦,我成了大夫啦!"当然她没机会学医,不过出于好奇心偶一为之,却增加了我研究"观眼识病"的信心。有时候在四诊以后,看眼对照,准确率越来越高。看得多了逐渐找到规律,归纳出白睛络脉有7种形状和8种颜色。

(一)络脉的形状

络脉的出现有7种形状:①根部粗大。②曲张或怒张。③延伸。④分岔较多。⑤隆起一条。⑥模糊一小片。⑦垂露。分别叙述如下:

（1）根部粗大：由白睛边缘处络脉粗大，渐向前则逐渐变细。此种形状多属于顽固性疾病，见彩图1。

（2）曲张或怒张：络脉出现曲张，由根部延伸，中间转折曲张，以至于怒张。为病势较重，见彩图2、彩图3。

（3）延伸：络脉由某一经区传到另一经区，则出现延伸现象。例如附图为左眼肾区向下焦延伸。可以有两种情况，一为由肾病传入下焦；二为此种下焦的疾病（例如腰腿疼痛，生殖、泌尿系统疾病）是由肾经而起，病源在肾。这个病例，络脉虽由肾区向下焦延伸，但其根部赤脉较浓，是说虽传入下焦而肾病未愈。反之如由肾区向下焦延伸，其肾区根部形色俱淡，是说病已传入下焦，但肾经的疾病已渐减轻。其他各经，依此类推，见彩图4。

（4）分岔较多：此种现象多出现在眼球上部，眼球下部亦有时出现。说明病势不稳定而容易变化，见彩图5。

（5）隆起一条：多属六腑的病。观眼识病，因巩膜与结膜的络脉深浅不同，五脏的病多出现于深层，好像络脉在玻璃板下面。六腑的病多在上层，好像在玻璃板的上面似的。图片均表示病在胃区，见彩图6、彩图7。

（6）模糊一小片：此种络脉多发生在肝、胆区，肝郁症、胆结石症往往出现之，彩图8。

（7）垂露：写毛笔字讲"悬针""垂露"。白睛络脉下端像垂着一颗露水珠似的。如见于胃肠，多属虫积。见于其他经，多属郁症，见彩图9。

（二）络脉的颜色

白睛上络脉的色泽，基本是红色，但有浓淡明暗之不同。从这些不同的色泽可以看出病程长短，寒热虚实，预后转归，病情变化，可作为诊断及观察疗效的参考。

（1）鲜红：络脉鲜红，为新发病。属于实热，病势正在发展，见彩图 10、彩图 11。

（2）紫红：络脉如呈紫红，说明病为热盛，见彩图 12。

（3）深红：络脉深红，主于热病而病势加重，见彩图 13。

（4）红中带黑：络脉红中带黑，主于热病入里。此图在上焦之间，患者多有神昏谵语，见彩图 14。

（5）红中带黄：络脉红中带黄，黄色于五行属土，脏腑为脾胃，"胃为后天之原""有胃气则生"，为病势减轻的现象，见彩图 15。

（6）络脉淡黄：望面色隐隐微黄是胃气旺盛为疾病将愈的面色。白睛上出现络脉颜色淡黄亦为病势将愈的现象，见彩图 16、彩图 17。

（7）络脉浅淡：络脉的颜色浅淡，是气血不足，属于虚证或寒证。虚证气血不足，寒证气血凝滞，络脉的颜色浅淡，见彩图 18。

（8）络脉暗灰：白睛上络脉暗灰，属于陈旧性病灶，症状早已痊愈，但经络在白睛上的痕迹永不消失，其颜色是暗灰的。然而由暗灰转为淡红是其旧病复发征兆，见彩图 19、彩图 20。

（三）观察方法

医生洗净双手，先看左眼，后看右眼。让患者放松眼皮，用拇、食两指扒开，让患者眼球向鼻梁方面转，由 1 区可以看到 6 区，然后再让患者眼球向外眦方向转，则由 6 区可以看到 8 区。对哪一经区出现络脉，需要仔细再看看。两眼看完，只需一两分钟。患者无任何痛苦，检视也颇方便。偶尔遇到患者眼睑发硬不易扒开，那是极少数情况，只好不看。中风初起的患者，眼睑发硬，眼球不会转动，或神志不清的患者，狂躁不安的精神患者都不能看眼，诊脉也很困难，这类患者毕竟占少数。

有的患者说："我眼睛没病。"经过解释，也就会主动配合。多数患者不说什么听凭医生检查。

应备有印好眼区的"观眼识病记录图"，随看随即画在图上，便于分析。对这种检查方法熟练后，不用记录图，可直接写在病志上。

附：观眼识病 1000 例总结

按：从 1970 到 1974 年在临床诊断中实验观眼识病，以望诊为主加以中医四诊，必要时借助于理化检查，或请西医会诊，计观眼一万多人次，积累了丰富的资料。为取得科学的验证采取"双盲法"，即对初诊患者由一医生只用观眼识病留下记录，然后由另一医生进行中医四诊，配合必要的理化检查，确定诊断，分析病在哪一经或哪几经，然后和观眼识病的记录相对照，用统计学处理。王鹏琴医师将其中 1000

例患者的资料加以整理写成《观眼识病 1000 例总结》。现附于本章，供读者参考。

1. 临床资料

在深圳及沈阳地区的初诊患者 1000 例中，男性 505 例，女性 495 例，年龄最小者两岁半，最大者 81 岁，以 20~50 岁居多，病程短者 1 天，长者 40 年，以 1~10 年者居多。

2. 符合率判断标准

（1）符合

Ⅰ. 完全符合：中医诊断结果直接验证了观眼识病的眼区变化。

Ⅱ. 基本符合：中医诊断结果可以通过辨证分析，间接地验证了观眼识病的眼区变化。

（2）不符合

Ⅰ. 部分不符合：中医诊断结果不能全部验证观眼识病的眼区变化。

Ⅱ. 不符合：中医诊断结果不能验证观眼识病的眼区变化。

3. 结果

1000 例中，完全符合者 626 例，占 62.6%；基本符合者 281 例，占 28.1%；总符合率 90.7%。部分不符合者 86 例，占 8.6%，不符合者 7 例，占 0.7%，总不符合率为 9.3%。

性别与观眼识病的符合情况见表 3，统计学处理结果表明：观眼识病符合率与性别无关。

表 3 性别与观眼识病符合率的关系

组别	例数	完全符合		基本符合		部分不符合		完全不符合	
		例数	%	例数	%	例数	%	例数	%
男	505	323	64	129	25.5	49	9.7	4	0.8
女	495	303	61.2	152	30.7	37	7.5	3	0.6

注：$P>0.05$。

年龄与观眼识病的符合情况见表 4，统计学处理结果表明：观眼识病符合率在各年龄组有显著差异。

表 4 年龄与观眼识病符合率的关系

年龄组	例数	完全符合		基本符合		部分不符合		完全不符合	
		例数	%	例数	%	例数	%	例数	%
<20 岁	57	36	63.2	17	29.8	4	7.0	0	0
20~50 岁	739	443	58.5	229	31	61	8.3	6	0.8
51 岁以上	204	147	72	35	17.2	21	10.3	1	0.5

注：$P<0.05$。

病程与观眼识病符合情况见表 5，统计学 处理结果表明：观眼识病的符合率在各病程组间有非常显著的差异。

表 5 病程与观眼识病符合率的关系

组别	总例数	完全符合		基本符合		部分不符合		完全不符合	
		例数	%	例数	%	例数	%	例数	%
1 年以内	433	297	68.6	106	24.5	44	10.2	4	0.9
1~5 年	327	188	57.5	113	34.6	26	8.0	0	0
6 年以上	240	159	66.3	62	25.8	16	6.7	3	1.3

注：$P<0.01$。

各眼区与观眼识病的符合情况见表6，统计学处理结果表明：各眼区观眼识病的符合率有明显差异。其中以一区、六区完全符合率偏低，基本符合率偏高；三区、五区、八区完全符合率偏高。一种疾病往往有几个眼区同时发生变化，分析时只选择变化最明显的眼区与诊断结果相对照。

表6　各眼区与观眼识病符合率的关系

分组	总例数	完全符合		基本符合		部分不符合		完全不符合	
		例数	%	例数	%	例数	%	例数	%
眼区1	53	26	49.1	22	41.5	5	9.4	0	0
眼区2	299	190	63.5	80	26.8	29	9.7	0	0
眼区3	129	80	62	33	25.6	15	11.6	1	0.8
眼区4	154	104	67.5	37	24	10	6.5	3	1.9
眼区5	32	24	75	7	21.9	1	3.1	0	0
眼区6	119	59	49.6	48	40.3	10	8.4	2	1.7
眼区7	31	24	77.4	9	29	2	6.5	0	0
眼区8	183	119	65	49	26.8	14	7.7	1	0.5

注：$P<0.05$。

不同疾病与观眼识病的符合情况见表7。

统计学处理结果表明：观眼识病符合率在不同种疾病中有显著差异。其中痹证、头痛、眩晕、胃脘痛完全符合率偏低，但总符合率较高。而不孕症、中风后遗症、郁证完全符合率偏高。

表7　几种病症与符合率的关系

病症	总例数	完全符合		基本符合		部分不符合		完全不符合	
		例数	%	例数	%	例数	%	例数	%
痹证	315	188	59.7	97	30.8	30	9.5	0	0
不孕症	28	20	71.4	6	21.4	2	7.2	0	0
头痛	75	37	49.3	26	34.7	11	14.7	1	1.3
中风	27	22	81.5	4	14.8	1	3.7	0	0
眩晕	38	29	76.3	7	18.5	1	2.6	1	2.6
郁证	34	23	67.6	10	29.5	1	2.9	0	0
胃脘痛	33	20	60.7	8	24.2	5	15.2	0	0

注：$P<0.05$。

4. 观眼识病的临床意义

观眼识病是以经络与眼的联系为依据，在整理华佗提出"察目可验何脏腑受病"的方法基础上，结合研究者的临床经验而形成的。

正常人眼的白睛的络脉细而不明显，当脏腑、肢体某一部位发生病变后，可以通过影响经络气血运行，在眼的白睛上表现出来。所以可以通过观察白睛络脉形色变化，综合判断何区明显，何区次要，结合其他四诊，诊断疾病，指导选穴治疗。

1000例的观察中，各眼区包括了各科多种病症，其中以内科病症为多，推而广之，其诊察的病种很广。

辨证施治与整体观念是中医诊治疾病的重要指导原则，观眼识病和舌诊、脉诊一样，仅是中医诊察的一种方法。诊断与观眼识病的符合，其主要意义在于机体脏腑、器官发生病变时，可以通过影响经络气血运行，在眼的白睛上有一定的反映，体现了中医的整体观念。

5. 观眼识病 1000 例小结

（1）观眼识病扩大了中医望诊的内容，在临床上对确立诊断有一定的价值，并为眼针临床取穴提供了可靠的依据。

（2）观眼识病 1000 例临床观察符合率为 90.7%。

（3）观眼识病符合率对年龄、病程、病种、各眼区，经统计学处理有明显差异。

第三章　眼针疗法

一、临床实践

在序言里已经提到，在研究观眼识病时由于一位患胆道蛔虫病痛苦不堪的患者要求迅速止痛，偶然想起用毫针在胆区扎了一针竟出乎意外地针入痛止，由此引起眼针的探索。开始进行眼针治疗的研究后，发现对几种常见病用眼针都有效，以后又发展到治中风偏瘫，对有些疑难疾病也用眼针，治疗一个阶段，均取得了一定的效果，当然也存在一些问题，经过反复思考，逐渐改进，形成眼针疗法的常规。叙述如下：

（一）眼针的穴位

人的眼睛也不过几厘米，小小的眼白睛分成八区，容纳13个穴，各区的比例相等，但1、2、4、6、7五个区是肺、大肠，肾、膀胱，肝、胆，心、小肠，脾、胃各占1/2，平分秋色。3、5、8区是上焦、中焦、下焦，自占一个整区。眼针穴不另取穴名，属于某区即名某区穴，如"上焦区""肝区"等，总名"眼针眶区十三穴"。穴的位置均距眼眶2

毫米。整个经区也不过指头大小，与经穴和经外奇穴差不多，而一区两穴的就更小了。找穴时以瞳孔为中心，按钟表的比拟把各区分辨清楚，每个穴占据眶内眶外一定的范畴，找穴要准是首要条件。

（二）取穴原则

取穴即所用的穴，又名配穴。一般针灸取穴比较复杂（参看《针灸秘验》第三章第二节）。眼针疗法取穴只有 3 种方法：

（1）循经取穴：眼针循经取穴，即确诊病属于哪一经即取哪一经区穴位，或同时对症取几个经区。

（2）看眼取穴：据观眼识病哪个经区络脉的形状、颜色最明显即取哪一经区穴。

（3）病位取穴：按上、中、下三焦划分的界限，病在哪里即针所属上、中、下哪个区。例如头痛项强，不能举臂，胸痛等均针上焦区；胃痛、胀满、胁痛等针中焦区；脐水平以下，小腹、腰臀及下肢，生殖、泌尿系统疾病均针下焦区。

（三）眶内眶外的刺法

因为眼针疗法是前所未有的，是从临床探索而创造的，无参考材料，只靠实践。最初是针眶内，虽然有效但往往引起针后出血。体针出血是常有的事情，用棉球一擦就可以解决。但眼睛不同其他部位，血未流出而瘀积在球结膜下就会引起眼珠赤红或肿胀，数日乃至十余日才能恢复。后来想出一个方法，针刺之前，先用纱布冷敷使眼球的血管收缩，然后针刺，这样行针，出血的事故减少了，但不能完全避免。后来又把穴位移到眶外，出血的事故大大减少，但眶下四穴，如果刺到眼睑皮下的血管往往引起眼皮乌青，让患者不满，我也感到惭愧。经过研究发现用针不合适是造成出血的主要原因。

（四）选针

在眼睛上扎针，非同小可，用针要选什么样的针呢，当然要细、要短。经过实验多种针体并进行比较，以 29 号直径0.34 毫米、长 15 毫米（即 0.5 寸）的不锈钢针最为合适。从此就用这种针作为标准的眼针针具。

（五）练针

在《针灸秘验》第四章第一节各种刺法的锻炼里讲到了用"水面练针"4 个步骤。那是一般针刺，通常叫作体针的练针法。针刺眼睛，唯一条件就是要使患者的眼睛不受损伤，这必须有一套新的练针方法。一般针灸医生起码要具备两个条件，第一眼不花，第二手不颤，使用眼针更应具备这两个基本条件。

练针方法：用空的圆形或四方形盒子，不要盒盖，糊上一层国产的厚点儿的白纸（太光滑的不适用），纸上画好眼图，和人的眼睛大小相仿，线条清晰，一个像人睁着眼睛一样，一个闭着眼睛，前者练眶外进针，后者练眶内进针。把练针盒放在与人的眼睛同高的地方，要稳定不动摇。在眼图上点上小米粒大的 13 个眼穴点。另外，再在眼图外四周距离远点儿随便点上许多黑点，也像小米粒大，星罗棋布。

眼针的持针方法只用拇、食两个指头捏住针柄，使针尖向前和手指同一方向。然后一手按住练针盒，一手针刺黑点，每天刺 1000 下，练到如矢中的，针刺黑点丝毫不差的程度，然后再刺眼图上的眼穴，直刺、斜刺，沿皮横刺，轻刺练到针尖刺到纸上而纸不破损，重刺则应针而入，敏捷迅速。先练右手，后练左手，眼针要一针一针地刺，不能两眼齐刺，但要求左右两手都要熟练而准确地扎针。两只手需要两个月的时间，右手练 20 天，左手要练 40 天，达到左右开弓、得心应手的程度。盒上的白纸要每天一换。

（六）眼针的各种刺法

（1）点刺法：在选好的穴位上，一手按住眼睑，患者自然闭眼，在穴区轻轻点刺 5~7 次，以不出血为度。

（2）眶内刺法：在眶内紧靠眼眶眼区中心刺入，眶内针刺是无痛的，但要手法熟练，刺入准确。眶内都用直刺，针尖向眼眶方向刺入。进针 0.5 寸。手法不熟时，切勿轻试。

（3）沿皮横刺法：应用在眶外，在选好的经区，找准经区界限，向应刺的方向沿皮刺入，可刺入真皮达到皮下组织中，不可再深。眶外穴距眼眶边缘 2 毫米。对于每区两穴的部位不可超越界限。

（4）双刺法：不论直刺、横刺，刺入一针之后可在针旁同一方向再刺入一针，能够加强疗效。

（5）表里配合刺法：也叫内外配合刺法，即在选好的眼穴上，眶内、眶外各刺一针，效果更好。

（6）压穴法：在选好的区穴，用手指压迫，患者感到酸麻为度。有的医生用火柴棒、点眼棒、三棱针柄代用针刺，而效果相同。针刺的效果是有时间性的，患者如患疼痛症，在医院针刺已止痛，夜间在家又发生疼痛，怎么办？有些患者提出这个问题，可嘱其于疼痛发作时，手压医生针过的地方，效果亦佳。儿童、畏针的患者，路远不能常来的患者都可以使用压穴法。

（7）眼区埋针法：对疗效不巩固的患者，在眼区穴埋王不留行、皮内针均可。

（8）电针法：不得气的，经用眼针后 5 分钟还不生效的病人，可在针柄上通电流以加强刺激，方法和一般电针一样。

（9）缪刺法：一侧有病，针患侧无效时，可在对侧眼区同名穴针刺之。

（10）配合其他疗法：眼针可以单独使用，也可以配合其他疗法使用。如体针、头针、梅花针、耳针、皮内针、按摩、气功、药物、水疗、蜡疗及各种体疗。

（七）进针法

眼针进针要稳、准、快。一手持针，另一手按住眼睑，把眼睑紧压在手指下面，右手拇食二指持针迅速准确刺入。在眶外的穴位均距离眼眶 2 毫米，眶上四穴在眉毛下际，眶下四穴与眼睑相接，如不把眼睑按在手指下边而且按紧就有皮下出血的可能。

（八）手法问题

针灸手法据不完全统计有 100 多种。眼针的手法不同，快速刺入以后，不用提插、捻转、开合等任何手法。刺入以后患者感觉有麻酸胀重或温热、清凉等感觉直达病所，是得气的现象。如未得气，可以把针提出 1/3 改换一个方向再刺入。或用手刮针柄，或用双刺法。有的人怎么也不得气，或因经络麻痹，或因病程较久，病势较重，多针几次，亦可生效。

（九）起针问题

学习眼针应先学起针，后学扎针。起针时用右手二指捏住针柄活动几下，缓缓拔出 1/2，稍停几秒钟再慢慢提出，急用干棉球压迫针孔片刻，或交给患者自己按压一会儿。

（十）眼针适应证及配穴治疗

眼针的功能：止痛消肿，安神定志，理气和血，通经活络。

效果迅速的适应证及配穴治疗：

（1）中风偏瘫：新发的中风偏瘫患者经过抢救已过危险期，针上下焦区，可以应针而效。但病程过久，数月以至数年，筋骨肌肉均正常者，仍然有效。如果因病久发生肌肉萎缩，骨骼变形，肩肘屈而不伸或伸而不屈，手不能握或握固难开，下肢屈伸不利，内、外翻足，脑软化，脑萎缩者，效果多不理想。

初期偏瘫，让患者仰卧伸腿，将患侧屈膝，令足心踏床面，稳固不动者必有效，如果患足踏床面时左右摇摆不定或不能踏床者，均无效或其效甚微。

（2）急性扭伤：针下焦区，效果良好。

（3）落枕：针双上焦区。

（4）降血压：针双肝区可调整血压，高者可降，低者可升。

（5）痛经：针双下焦区。

（6）遗尿或尿频：下焦区、肝区、肾区。

（7）心律不齐：双心区。

（8）膈肌痉挛：中焦区。

（9）胃痉挛：中焦区。

（10）头痛：上焦区，偏头痛配胆区，后头痛配膀胱区。

其他适应证：

（1）目赤痛：肝区。

（2）近视：肝区配内睛明。

（3）眼睑下垂：脾区、上焦区。

（4）针眼：脾区。

（5）电光性眼炎：上焦区、肝区。

（6）鼻炎：上焦区、肺区。

（7）音哑：肺区、上焦区。

（8）喉痛：肺区、上焦区。

（9）舌痛：心区。

（10）牙痛：上焦区，患侧翳风（龋齿不效）。

（11）耳聋、耳鸣：肝区、上焦区。

（12）三叉神经痛：上焦区。第一支痛配瞳子髎；第二支痛配四白；第三支痛配颊车。

（13）面肌痉挛：上焦区、脾区。

（14）面瘫：双上焦区。

（15）项强：双上焦区、膀胱区。

（16）五十肩：双上焦区、大肠区。

（17）上肢不能举：上焦区。

（18）老年慢性气管炎：肺区，咳喘穴（大椎两旁5分，向大椎斜刺5分深，不留针）。

（19）胸痛：上焦区、心区。

（20）背痛：上焦区、膀胱区。

（21）腰痛：下焦区、肾区。

（22）尿路结石腰痛：下焦区、肾区。

（23）腰胁痛：中焦区、肝区。

（24）坐骨神经痛：下焦区、患侧胆区。

（25）胃痛：中焦区、胃区。

（26）胆囊炎：胆区。

（27）胆道蛔虫：肝区、胆区。

（28）胰腺炎：中焦区、脾区。

（29）呕吐：中焦区、脾胃区。

（30）拒食症：胃区配四缝。

（31）便溏：大肠区。

（32）痢疾：下焦区、大肠区。

（33）便秘：大肠区，左腹结皮内针。

（34）膝关节痛：下焦区、膝眼。

（35）下肢萎软：下焦区、肾区。

（36）足跟痛：下焦区、胆区。

（37）神经衰弱：上焦区、肾区、心区。

（38）月经不调：下焦区、肝区、肾区。

（39）阳痿：下焦区，大赫。

（十一）注意事项

（1）留针问题。眼针不宜留针过久，至少 5 分钟，最长不可超过 15 分钟。

（2）禁忌证。除病势垂危，抢救期间，精神错乱，气血虚脱已见绝脉者皆可用之。

对震颤不止，躁动不安，眼睑肥厚（俗名肉眼胞）可以不用。

二、眼针眶区十三穴的研究实验

眼区的经穴有 3 个：胃经，四白穴，在目下 1 寸。胆经，瞳子髎，目外眦 5 分。胆经，阳白穴，在眉上 1 寸直瞳子。（《针灸大成》）

经外奇穴古有 7 个：

鱼腰：眉弓之中心点。（《针灸大成》）

光明：（头）在额部，瞳孔正视时直上方眉毛上缘。（《银海精微》）

颞颥：位于头面部，眉外端与眼外眦角连线之中点。（《千金要方》）

鱼尾：眼外眦外方约 1 分处。（《玉龙经》）

太阳：在眉梢外凹陷处。（《太平圣惠方》）

当容：外眦平外方，稍下。（《千金要方》）

印堂：两眉中间。（《针灸大成》）

经外奇穴新穴 32 个。在眼眶外边的计有颧骨、山根、年寿、胸点、健明、新攒竹、增明、眶上、鱼尾、升麻、下睛明、睛下、代明、月亮等 14 个。（《针灸经外奇穴图谱》）

统观古今经穴和经外奇穴，在眼眶外边的共有 24 个，主要作用都是治目疾的，而其位置和眼针眶区十三穴并无共同之处。

下述病例举要是研究眼针眶区十三穴做临床治疗示范，每穴举一病例，以说明其治疗效果。

（一）心区穴

宁某　男　47 岁　沈阳铁路局段长

1980 年 5 月 10 日来诊。主诉：患有冠心病，心区经常有不适感，脉搏时停，停时心区更觉难受。身体倦怠，睡眠不安。曾做心电图，西医诊为冠心病。

诊见：面色黄白，形体略瘦，舌质干，舌尖赤，脉迟缓而结代，50 次/分，切脉 50 至，左右手各停 5 次。看眼心区络脉弯曲而鲜红。

诊断：怔忡。

治疗：针刺双眼心区。

效果：针后即觉心区舒畅，脉搏 62 次/分，50 至中左手结代 3 次，右手 2 次。留针 5 分钟，起针后更觉心清神爽，共针 12 次痊愈。

1981 年 6 月又因劳累复发，依法针心区穴 5 次而愈。

（二）肝区穴

李某　女　67 岁　沈阳市和平区和平大街三段三里 4—3 号

1975 年 5 月 3 日邀诊。主诉：有肺心病、风湿症史。十余日前，发生腰痛，不能翻身和坐立，只好跪伏枕上，耸臀呻吟。痛苦万状，服药无效，度日如年。

诊见：精神疲倦，面色深赤，舌苔黄厚，脉来沉数，左关有力。诉说大便七八日一次，便如羊粪。看眼双肝区络脉曲张，颜色紫红。

辨证：面赤舌黄，便燥，脉来沉数，症属胃热，左关有力，主于肝郁。询问其家属，言平素性情急躁，肝郁日久，移热于下焦，肝脉络阴器，导致大便燥结，热无由出，郁阻经络。肝主筋，故腰痛体缩，只好跪伏。

诊断：郁热腰痛。

治疗：针双眼肝区。

效果：针刺入后，疼痛顿止。留针 5 分钟起下，当即坐起，痛苦全失，笑逐颜开。我辞别出来，其人健谈，边送边谈，口若悬河，直送到大门外，走路如常，含笑向吾车挥手不已。观察 6 年，并未复发。

（三）脾区穴

赵某　男　38 岁　营口市百货公司

1977 年 6 月 7 日来诊。主诉：20 年前在部队演习受凉，发生膈肌痉挛。每次发作，连续七八天，坐卧不宁。每隔月余即发作一次，连年不愈。用各种方法，治疗不效。当时有一日本医生，介绍一单方，发作时连喝水 3 碗，可以制止，但喝后胃脘难受，以后犯病也不愿意再用喝水疗法。来沈公出，突然发病，两天不止，比过去为重，昼夜不宁，来此求治。

诊见：神疲面黄，形态消瘦，舌润无苔，脉来沉而无力，右关尤甚，属脾虚气滞。看眼脾区络脉向中焦方向延伸，颜色浅淡。

诊断：脾虚呃逆。

治疗：针刺双脾区穴。

效果：针后呃逆立即消失，精神振奋，欢喜而去。

（四）肺区穴

李某　女　19 岁　大连市待业青年

1977 年 6 月 10 日来诊。主诉：腿起红斑两块，夜间发烧39℃，曾注射青、链霉素未效。

诊见：神清体胖，面赤，舌质干，脉来浮数。看眼肺区有络脉怒张，其色红中带黑。

辨证：面赤舌干，平素健康。忽于腿上起红斑如掌大，扪之在于浅表。脉浮数，右寸甚，属于肺热。肺主皮毛，夜间发热，肺属阴脏，故而昼轻夜重。看眼肺区络脉变粗而红中带黑，是新病转热之势。

诊断：丹毒。

治疗：针刺肺区穴。

效果：针前血常规化验：白细胞 $15.3×10^9/L$，淋巴细胞 0.26。针后 20 分钟对照化验，白细胞 $10×10^9/L$，淋巴细胞 0.39。当夜退烧，次日红斑色浅。针刺 3 次痊愈。

（五）肾区穴

某男　47 岁　辽宁省公安厅干部

1977 年 11 月 7 日来诊。主诉：昨天搬东西扭伤腰，撞于右侧骶部，全脊柱不敢活动，不能俯仰，不能侧弯，四肢尚无恙，可以走路上楼。

诊见：神清，面色赤黄，舌质淡嫩无苔，六脉沉数。看眼肾区络脉变粗而色赤。

辨证：此非内因病，属于扭伤督脉，以至不敢活动。肾主骨，脊柱受伤，故肾区异常。

诊断：扭伤。

治疗：针刺双肾区穴。点刺法，并及下焦区。

效果：针刺入以后，脊柱恢复活动，前后俯仰，左右侧弯，均不受限，高兴而去。后数日于北陵大街路遇，询之已经痊愈。

（六）上焦区穴

王某　男　58 岁　苏州地区招待所职工家属

病情：脑血栓形成后遗症，已半年，走路蹒跚，左臂不能动。曾服药、针灸均无效。

1981 年 5 月参加《针灸学辞典》定稿会，住在苏州地区招待所，该所工作人员向我求治。诊见：精神疲倦，六脉无力，言语尚可，左臂不能抬。看眼上焦区络脉分叉而弯曲，颜色暗赤。病程较久，经络郁阻。乃针刺双上焦区。1次而能抬臂30厘米许，2次而至肩，第三天未针，左臂已能上举。定稿会毕，参会者全体去上海。天津中医学院针灸系汤德安医生在苏州亲眼所见此病例。到上海与辽宁中医学院院研究生朱凤山同去第二医院参观，尚津津乐道此疗法，闻者颇以为奇。

（七）胆区穴

魏某　男　58岁　辽宁省公安消防队干部

1977年10月7日来诊。主诉：1976年9月发生胆囊炎，其痛不可忍，二旬始愈。以后又发作两次，比较轻微。今年9月30日，发生剧烈疼痛，导致休克。经过公安医院抢救始渐缓解。现在忽痛忽止，时轻时重。

诊见：神疲，面赤，舌质干，六脉沉数。看眼右胆区有络脉隆起，颜色鲜红。有高血压病史。

辨证：综合脉症和看眼，属于胆经之实热证，其热正炽，故眼区颜色明显。

诊断：胆囊炎。

治疗：针刺双侧胆区。

效果：来诊时疼痛正在发作，针后痛止，手按胆区时仍痛。留针5分钟，起针后手按胆区已无痛，但有发胀感觉。共针6次，一切症状消失。

按：治疗胆道蛔虫多例，针胆区皆针入痛止。

（八）胃区穴

赵某　男　35 岁　沈阳市探矿厂工人

1975 年 6 月 28 日来诊。主诉：平素无病，身体强壮。昨晚忽然胃痛，其痛如刺如钻，不堪忍受。来我院急诊室，诊断为胃痉挛，注射哌替啶亦未能止痛。今天上班后来门诊治疗。

诊见：神疲面黄，舌无苔，脉来沉而有力，按之底硬，是为牢脉，主于寒盛。气血凝滞，不通则痛。看眼胃区络脉怒张而色暗。

诊断：胃寒痛。

治疗：因疼痛难忍，不能正坐，斜倚椅子上，呻吟不止。嘱其正坐，针刺双胃区。

效果：针入以后，其痛立止。迄今数年未痛。

（九）大肠区穴

勾某　女　42 岁　沈阳汽车部件四厂工人

1977 年 10 月 6 日来诊。主诉：1973 年发生胃病，以后经常腹泻。1975 年 8 月经某医院确诊为胃、十二指肠球部溃疡，手术切除胃及十二指肠一部分。术后感到腹胀，手足发凉，大便溏泻，每天 1 次。周身疲倦，久治不愈。

诊见：精神疲惫，形体消瘦，六脉沉迟，右寸尤甚。腹部柔软，无反射力，左少腹喜按，经常腹痛。看眼大肠区络脉弯曲而颜色淡红。

诊断：虚寒久泻。

治疗：针刺双大肠区穴。

效果：针 1 次，腹痛止，大便略成形。共针 13 次，逐渐恢复正常，一切症状消失，食量增加，身体渐壮。

（十）小肠区穴

陈某　男　28 岁　沈阳万泉饭店服务员

1977 年 3 月 12 日来诊。主诉：患十二指肠球部溃疡，球部穿孔，做过手术。上腹部经常隐隐作痛。痛则终日卧床，不能工作。

诊见：神疲形瘦，有痛苦表情，食少倦怠，六脉沉细，右关明显。看眼右小肠区有络脉隆起一条，颜色浅淡。

诊断：十二指肠球部溃疡手术后遗症。

治疗：针刺右小肠区。

效果：1 次痛减，2 次痛止，共针 6 次，感觉精力充沛，可照常上班工作。他说 5 年来每年春季发病，即卧床不起，今治疗，并未休息，工作效率亦较往年为佳。

（十一）膀胱区穴

王某　男　45 岁　沈阳新华书店干部

1981 年 3 月 5 日来诊。主诉：数年来尿中带血，轻时亦可见尿微赤，化验时则红细胞满视野。久治不愈。

诊见：精神尚好，面色微赤，形体略胖，饮食如常。舌根部色赤而干，六脉沉数，两尺尤甚。看眼膀胱区有络脉怒张，颜色深红而带紫。

诊断：血尿。

治疗：针刺双侧膀胱区。

效果：针 5 次，肉眼所见之尿亦无赤色，化验尿有红细胞 4~5 个。又针 3 次痊愈，1 个月后，未治而复发，仍为尿赤，化验尿则红细胞满视野。针膀胱区，每天服鸦胆子仁 50 粒。半月后痊愈。

（十二）中焦区穴

王某　男　74 岁　辽宁省纺织工业厅干部

1977 年患心肌梗死，经某医院抢救治疗，转危为安。唯膈肌痉挛不止，服药无效，谓受心肌之影响。3 月 5 日，邀余会诊治疗。

诊见：精神不振，面色赤，舌质干，六脉细弱，似有似无。胸闷不已，痛苦不堪。看眼双中焦区有络脉从心区延伸而来，颜色赤，心区络脉转细而色较淡，去脉重而来龙转轻，系心肌梗死渐愈，累及膈肌，发生痉挛。

诊断：膈肌痉挛。

治疗：针刺中焦区，内服生脉散。

效果：针 1 次轻，2 次减，3 次止，6 次逐渐恢复。服生脉散 6 剂，脉亦有力。现住北京，与常人无异。

（十三）下焦区穴

路某　女　43 岁　沈阳微电机厂医生

1979 年 9 月 10 日夜间，突然脑血栓形成，当即入院治疗。11 日邀余会诊治疗。

诊见：仰卧输液，精神清醒，面色微赤，形体胖，六脉沉缓，除右半身不遂以外，无任何症状。看眼双上下焦区有改变，络脉粗而颜色赤。

诊断：中风偏瘫。

右半身肌力为 0 级，丝毫不能活动。凡中风，只有偏瘫而无其他症状者，针刺效果均佳。

治疗：针刺双上、下焦区。

效果：针刺入后，右腿即能抬起，右臂亦能活动。令其离床，由陪护人手提输液瓶，眼眶带针，试令行走，即迈步自如，与无病相同。全病室患者 6 人，加陪护共 10 余人，颇为惊奇，欢声四起。次日即出院，步行回家。共针 5 次，二旬后即上班工作，迄今健康如初。

按：中风偏瘫，或由其他原因导致突然运动障碍，不能举臂，不能行走，不能回顾或不能俯仰，针上、下焦区一次即恢复常态的病例很多，不一一列举。

三、眼针病例举要

在拙著《针灸秘验》一书中，曾收载眼针治疗颈项强痛、胸痛、背痛、胃痛、膈肌痉挛、胆囊炎、尿路结石腰痛、流产后腰痛、腰间盘脱出、腰胁痛、五十肩、网球肘、尺神经炎、风湿症型腿疼、坐骨神经痛型腿疼、腿疼（肌肉萎缩）、外伤性瘫、癔病、眼针对心律失常的调整、丹毒、截瘫、脏躁等病的典型病例。为了节省篇幅，已收入《针灸秘验》的病例本书不再重复介绍，请参阅该书。本节按中风、高血压、扭伤、震颤、口眼㖞斜、痹证、过敏性疾患、发热、少腹病等 11 类再介绍 30 个典型病例及治疗经验，供参考。

（一）中风类

1. 中风偏瘫

代某　男　50 岁　辽宁日报社排字工人

1976 年 10 月 8 日来诊。

主诉：左侧上、下肢不能活动已 3 天。先是上肢运动不灵，逐渐下肢也不好使，继则半身偏瘫，小便失禁。经沈阳市某医院诊断为脑血栓形成。

诊见：神志尚清楚，能说话。面色赤，舌赤，脉弦。血压 200/110 毫米汞柱，左侧上、下肢运动功能 0 级。左关脉独盛，病因为肝阳上亢，经络受阻，运动失灵。"伸而不屈，其病在筋"。肝主筋，肝阳盛则阴虚，肝主藏血，血不能养筋，故弛缓而不能动。"肝脉络阴器"，故小便失禁。看眼则肝及下焦区均有深赤色的络脉出现。

诊断：中风偏瘫。

治疗：眼针取双心、肝区、左侧上、下焦区，沿经区界限横刺至皮下。

效果：针刺 10 分钟后，起针。血压 160/80 毫米汞柱。左侧上、下肢均能抬起，由别人扶着可以走路。

第二次来诊，仍然扶着走进诊室，小便已能控制。左腿抬高试验，抬高 20 厘米。针刺双侧上、下焦区，起针后抬腿至 40 厘米，上肢可抬与乳平，自己蹲下，能站起来，不需扶着自己能走路。

以后逐渐好转，至 11 月 22 日，左半身运动已恢复，回家休养。

后来,《辽宁中医杂志》编辑室去人随访已痊愈。

2. 中风偏瘫

于某　男　58岁　沈阳市第二纺织厂工人

1977年2月28日来诊。

主诉:平素着急时则血压上升。十余日前正在吃饭时,突然左半身不能动,食少,便燥,说话尚清楚。用担架抬进诊室。

诊见:仰卧在担架上,左侧上、下肢瘫,肌力功能0级。神疲,面黄,舌质赤,无苔,六脉沉而有力。血压:160/110毫米汞柱。

诊断:中风偏瘫。

治疗:眼针取双侧上、下焦区。双刺法。

效果:留针15分钟,起针后,上肢能稍活动,左腿可以抬起,由陪护人挽扶可以走路,患者兴奋欢呼。

二诊:扶着能走,上肢抬与乳平,直腿抬高试验左腿抬至22厘米。眼针刺双侧上、下焦区。针后左腿抬至40厘米,上肢能举手过头。以后又针二次,自己可以慢慢行走。因距离医院较远,往来不便,在家服药疗养。数月后随访已痊愈。

此例术前、术后均照相,保存其治疗情景。

按:祖国医学中有的书上认为中风有内风、外风之别。鄙见以为所谓外风是一种形容词。《内经》:"风者善行而数变",流动很快。"中"字是去声,读重。中风突然半身不遂,是说发病迅速,如矢中的,应弦而倒的意思。六淫之风,侵入经络,而不能发生瘫痪。祖国医学的"风",其症状与脑神经系统的症状相似，如惊风、肝风之类。

张仲景著《金匮要略》分中风为四类：中络、中经、中腑、中脏。中络相当于面神经麻痹，中经相当于脑血栓形成，中腑、中脏则相当于蛛网膜下腔出血、脑出血之类。

眼针治疗中风 242 例，包括脑血管意外范畴的疾病，主要对脑血栓形成或其他疾病而致的半身不遂，恢复肢体运动功能较快。迁延日久之后遗症，能得到好转。病程过长的，颇难彻底治愈，但均能达到不同程度的恢复。至于脑出血等，在初期眼针效果不明显，待其呕吐、多汗、二便失禁、神昏等症状缓解，仅有半身不遂时，用眼针仍然有恢复运动功能之效。

脑血栓形成偏瘫初期，用眼针治疗，最快的往往针刺一次即能离床，有三五次治愈的病例。一般为 1 个月左右，肢体运动即能离床。眼针疗法，疗效较为迅速。

3. 中风偏瘫

程某　男　42 岁　辽宁省公安厅干部

1976 年 12 月 8 日来诊。

主诉：原发性高血压十多年。忽于昨天左半身不遂，背进诊室。

诊见：仰卧，左侧上、下肢不能动。神志尚清，无面瘫、能说话，面色黄，舌质干、无苔，脉弦。血压 160/100 毫米汞柱。看眼双上、下焦区均有明显变化。

诊断：中风。

治疗：眼针刺眶外双侧上、下焦区，针刺入后，左侧上、下肢均能活动。

二诊：针前左腿能抬 57 厘米，刺双下焦区后，抬至 59 厘米。因睡眠不好，加刺双心区、左上焦区。

三诊：当天有反复，因为严重失眠，血压上升至 170/100 毫米汞柱，左半身又不能动了。针刺双上、下焦区后，即能活动，举臂抬腿。

四诊：针后能持续 1 小时，以后又不能活动，针双上、下焦区后，留针 60 分钟，起针后，在左侧上、下焦区及双肝区各埋藏皮内针一支。

从此左上、下肢能持续活动，睡眠逐渐安稳。遂去掉皮内针，只刺左上、下焦区。至 12 月 17 日，扶着能走路。20 日自己可以走十几步，上肢抬臂日渐其高。到 12 月 22 日，扶着能走 100 米，自己能上楼下楼。继续治疗到 3 月末，自己能走 500 米。

按：对脑血栓形成偏瘫患者，针上、下焦区肢体活动不能持续较长时间的情况下，在眼区穴埋藏 3 号皮内针，则可持续活动。

4. 脑血栓形成后遗症

吴某　男　50 岁　本溪市木材公司工人

1977 年 3 月 3 日来诊。

主诉及病史：1976 年 9 月中旬精神发呆，反应迟钝。但仍能坚持工作。于 10 月 31 日突然右半身不遂，失语，持续五六分钟恢复。经过 23 天，又发生上述症状 1 次。前后共发作 6 次，最长时间隔 40 天。从 1977 年 2 月 1 日右半身不遂，言语不清，语无伦次，迄今。食少，大便燥结。用担架抬进诊室。

诊见：形体壮盛，面色赤，舌有黑苔，神情迟钝，六脉沉缓，右手合谷穴附近肌肉萎缩，大陵穴处比左腕萎缩 0.5厘米。

诊断：中风后遗症。

治疗：眼针取双上、下焦区，右胆区。双横刺。

效果：针后右腿抬高 33 厘米许，扶着可以慢慢走几步。因上肢有肌肉萎缩现象，用芒针 1 次。内服补阳还五汤。

共用眼针 6 次，扶着能走，上肢能抬，回本溪在家服药休养。

此症因肌肉萎缩，已留后遗症，不能完全恢复，经过疗养可能达到生活自理。

（二）高血压类

1. 高血压

吴某　男　38 岁　沈阳中捷友谊厂工人

1975 年 12 月 26 日来诊。

主诉：高血压 2 年余，服用中西药物维持。

诊见：神疲，面黄形瘦，食少，消化不佳，脉来沉而无力，右关更明显。属于胃虚形高血压。血压 150/108 毫米汞柱。

采用看眼取穴，其肝区改变最为明显。眼针直刺其双肝区。血压下降为 140/90 毫米汞柱。治疗 11 次，血压稳定在 128/90 毫米汞柱。追踪观察，一直未再复发。

2. 高血压

郑某　男　50 岁　沈阳市建设局职工

1976 年 10 月 18 日来诊。

主诉：患高血压 5 年，经常头晕目眩、眼干。左眼角膜白斑，右为义眼。

诊见：神清，面赤，舌质红，少有白黄苔，脉弦，左关明显。血压 170/100 毫米汞柱。

治疗：采用太渊脉刺，针体微颤，起针后量血压为 156/90 毫米汞柱。

复诊时血压为 160/100 毫米汞柱。因其脉弦，改用眼针刺其双肝区，留针 10 分钟，血压下降为 150/98 毫米汞柱。

三诊：主诉症状减轻，头目清明，精神清爽。血压为 120/80 毫米汞柱。仍刺双肝区，术后血压无改变。经验证明，凡血压在正常范围内时，针刺后亦不再降。

四诊：血压 150/90 毫米汞柱，按年龄计算，仍在正常范围，故无任何症状。再针眼肝区，针后血压则为 130/90 毫米汞柱。

眼针疗法，对义眼也一样有效。因为经脉以眼为集散之地，必通过眼眶。眼球虽无，而其经脉分布尚无改变，故针刺亦有效。

3. 高血压

温某 男 51 岁 沈阳第三铸造厂工人

1975 年 12 月 4 日来诊。

主诉及病史：去年患高血压，经针灸治愈。经过年余，于今年 8 月复发，头目眩晕胀闷，精神恍惚不安。曾用针灸治一疗程，效果不显，改服降压片，血压可以暂下降，但眩晕不除，来诊时已服降压片。

诊见：体壮，面色赤，舌有黄苔，六脉弦数，左关尤甚。乃系肝阳上亢，引起上述症状。看眼双肝区络脉均有赤色怒张，与脉症相符。

诊断：眩晕（肝阳上亢）。

治疗：眼针取双肝区。直刺。

效果：针前血压 158/110 毫米汞柱，针后 140/100 毫米汞柱，嘱其停服降压片。

二诊，主诉：治疗以后，头目清爽，但因未服药，今又有症状出现。测量血压及眼针前后情况：术前血压 170/95 毫米汞柱，刺眼双肝区后血压 140/90 毫米汞柱。留针 15 分钟，起针后血压 135/85 毫注汞柱。患者自述，症状消失。

继续治疗 7 次，血压不再上升。嘱其注意调摄。6 个月后，通信随访，未复发。

（三）扭伤类

1. 闪挫腰痛

王某　男　34 岁　辽宁省粮食厅干部

1978 年 6 月 3 日来诊。

主诉：昨天参加运动，跳木马不慎，闪挫腰痛，其痛处在腰带以下，不敢活动，上肢无妨。由陪护者用担架抬进诊室。

诊见：神疲，体壮，面色黄，舌质干，有黄苔，六脉皆数，两尺尤甚。看眼双下焦区有明显络脉变粗，其色鲜红。损伤在第四、第五腰椎，影响腰部运动。

诊断：腰肌扭伤。

治疗：用睑内点刺法，在双下焦区各点刺 3 下，针尖到皮下为止。

效果：点刺后立即自己爬起，走出诊室，欢喜而去。

2. 损伤腰痛

特某 女 50 岁 沈阳市 163 中学教师

1977 年 4 月 10 日来诊。

主诉：素患脊椎肥大增生，腰腿疼痛。忽于昨日扭伤腰部，寸步难行，痛不可忍。由 3 个人背进诊室。

诊见：面赤，舌质干，无苔，脉来沉数。看眼下焦区络脉曲张，颜色鲜红。

辨证：由于肥大性脊椎炎，平时腰腿痛，但能走路，能上班工作。扭伤腰部，伤及督脉，阻滞经络，导致不能走路，不敢活动。

治疗：眼针取双下焦区，双刺法。

效果：针后即能走路，自己走出诊室。以后又治疗 3 次，扭伤已愈，走路如常。其腰腿疼痛，乃系过去早有之症状，因与骨质增生有关，一时难于痊愈。嘱其在家如疼痛发作可指压针过的穴位处。

按：眼针对治疗扭伤导致肢体运动功能失常，有迅速恢复之功，亦非一例，不胜枚举。当年 4 月 30 日，笔者在中国医科大学做"眼针疗法"学术报告，患者特某被邀去介绍治疗过程，走上讲台，现身说法，娓娓动听，反映良好。

3. 陈旧性扭伤

王某 男 52 岁 沈阳市水泵厂工人

1976 年 11 月 30 日来诊。

主诉及病史：1975年扭伤右臂，经治未愈。在两个月以前左臂又扭伤，引起疼痛，不敢抬臂，一活动即痛。

诊见：神清，面黄，每一活动上肢，即出现痛苦表情，六脉沉而有力，血瘀作痛之象。看眼则上焦区有络脉明显。

治疗：先用芒针，双上肢各刺两针。后改眼针取双上焦区。眶内针法即在眶外按压找穴而刺眶内。

效果：对芒针畏痛，改用眼针，双上焦区1次，两臂活动即毫无痛苦了。

此为用其他针法可以与眼针同用或间用而收效的病例。

（四）震颤类

1. 痿软震颤

张某　男　28岁　沈阳工业橡胶厂工人

1975年6月14日来诊。

主诉：四肢无力，手不能握，勉强握拳则震颤不已。

诊见：神清，面色赤黑，舌无苔，脉来沉细，两尺尤弱，左寸亦弱。看眼左肾区、右心区络脉粗而弯曲，色淡。心主血脉，肾主骨，心肾两虚，血行不畅。《素问·五脏生成》："……故人卧血归于肝，肝受血而能视，足受血而能步，掌受而能握……"手足血少则出现上述症状。肾主骨，肾虚骨软，则蹲而不能起。

诊断：心肾虚痿软震颤。

治疗：眼针取右心区、左肾区，埋皮内针。

效果：6月16日二诊，主诉：蹲下起来，握力恢复。已无震颤，渐觉四肢有力。唯有烧心感觉，实际是消化不良。

脉象出现沉缓，右关无力，看眼心、肾两区均渐恢复。前症已愈，宜治胃病。眼针刺双胃区。针入即感觉胃口舒畅，胃病如失。

2. 颈部震颤

陈某　女　12岁　沈阳市皇姑区天山二校学生

1976年7月1日来诊。

主诉：颈部震颤2年，每年发作无数次。去年冬天好了数月，今春开始复发，迄今未止。

诊见：神清，面色正常，六脉沉缓。

诊断：颈部震颤。

治疗：眼针取双上焦区埋藏皮内针。

效果：7月20日复诊：主诉埋藏皮内针后，未发生震颤。去针休息1周，于7月27日第2次在双上焦区埋藏皮内针，8月3日来复查，据说一直未发生震颤，其病已愈，去掉皮内针。

3. 书痉

薛某　男　54岁　辽宁军区副司令员

1976年9月16日来诊。

主诉及病史：患神经衰弱多年，于4年前发生两上肢震颤，以手为严重。饮食尚佳。

诊见：神清，面色微赤，舌质干而有白苔，脉来沉细。试让其写字，颇不能成形，手颤特甚。

诊断：书痉。

治疗：眼针取双上焦区。沿皮横刺以达全经。

效果：针3次震颤有所好转，6次震颤渐止；一疗程

（10 次），已恢复大半；至 10 月 23 日手颤已不明显，以后因公外出。至 12 月 1 日，薛某给我写了一封信，字体颇有风格。

（五）神志类

惊恐病

关某　女　37 岁　大东蔬菜站工人

1976 年 7 月 3 日来诊。

主诉：半月前因为受惊，而发生精神异常，说话费力，两手发紧，时常抽搐。

诊见：神情不安，面色赤，舌质干，有黄苔，见人如惊，时觉恐惧，忐忑不安。六脉沉细。看眼心肾区络脉柔细。恐能伤肾，神志属心，心肾同为少阴经，互相制约，互相影响。所以出现上述症状。

治疗：眼针刺其心、肾两区。手足少阴同刺。

效果：针后一切症状消失，言语行动如常。此为眼针一次治愈的病例之一。

（六）胆道蛔虫类

1. 胆道蛔虫症

孙某　女　30 岁　沈阳市皇姑区松花江小学教师

1974 年 9 月 10 日来诊。

主诉：平素无病，突然于 9 月 6 日当胸骨下端右侧疼痛，曾服用合霉素及中药未效。某医院诊断为胆道蛔虫症。用镇痛药能够缓解，药效过去仍痛。注射氯丙嗪即可止痛，但昏昏欲睡，舌头、手指均麻。数日来仅吃多半碗粥又复吐出。

诊见：精神疲倦，面色青黄，舌质干赤，脉来沉数。

辨证：确诊胆道蛔虫症，由色、脉、舌苔知胆经有热，故食入即吐。

治疗：眼针取右胆区。

效果：9月11日二诊，疼痛已止，唯因注射阿托品及氯丙嗪计5次，故昏昏欲睡，食入仍吐，脉来沉细。知热已清，但气血衰，形体虚。眼针右胆区，配穴中脘、内关。

9月12日三诊，痛止、吐止，精神较为清楚，四肢疲乏无力，能少进饮食，病已入恢复期。昨晚便蛔虫两条，颇为肥大。针右阳陵泉，投乌梅丸10丸，嘱其注意调护，在家服药以驱残留的蛔虫。

半年后随访已痊愈，并未复发。

2. 胆道蛔虫症

赵某　女　17岁　112中学学生

1975年10月9日来诊。

主诉及病史：一年前曾患胆道蛔虫病，昨天早起忽又发生胆区痛，其痛和去年胆道蛔虫病时一样。

诊见：神疲面黄，舌质干，脉来沉细，左关甚微。观眼胆区络脉变粗，而颜色鲜红。

治疗：眼针取右胆区。双刺法。

效果：针入痛止，5分钟后起针，欢喜而去。

（七）口眼㖞斜类

口眼㖞斜（面神经麻痹）

牛某　女　15岁　沈阳市四十中学学生

1977 年 10 月 17 日来诊。

主诉：3 天前由于受风，发生右侧口眼㖞斜，吃饭不得劲，喝水从嘴角漏出。

诊见：神清，面色微黄，舌有薄白苔，额纹消失，眼睑不能闭，鼻唇沟消失，闭口鼓腮由唇透气，六脉浮紧。看眼双侧上焦区的络脉弯曲而粗，颜色鲜红。脉症合参，由于卫气不固，寒风侵伤经络，导致口眼变形。

诊断：风中于络，目眼㖞斜。

治疗：风寒是其诱因。针落睑穴，颊车穴甩针挂钩疗法，并在右上睑点刺。

效果：复诊主诉：针后有效，但不明显。改为眼针双上焦区、右胃区。因面部属上焦，面部为胃经的循行线路，针后咀嚼便利，闭眼时只露一窄缝。共针 7 次痊愈。眼针循经取穴法。

按：风中络口眼㖞斜，有阴证阳证之分。病程在半月以内者，阳证针灸十多次可愈，阴证往往迁延数月。此证用眼针 6 次治愈，是疗效最快的病例之一。

预测面瘫阴证阳证法：

在患侧下关穴找准穴位，以 2 寸长圆利针刺入，进针顺利达到应刺的深度为阳证（＋）。进针涩滞，只能刺入皮下不能刺到应刺的深度者为阴证（－）。

（八）痹证类

1. 痛痹（坐骨神经痛）

朱某　男　41 岁　沈阳市汽车部件四厂工会主席

1975 年 6 月 10 日来外科求治。

主诉：左腿疼痛半年之久，原因不明显。经外科诊查：左腿抬高 45°角，有肌肉萎缩现象。诊断为坐骨神经痛，转针灸科治疗。

诊见：面黄形瘦，精神疲倦，脉来沉迟无力。看眼左胆区血管发生明显变化，形粗而颜色浅淡，属于虚寒痛痹。

治疗：循经取穴，针胆俞、环跳、阳陵泉、绝骨，均右侧缪刺，使用补法。

效果：10 月 16 日二诊。主诉：10 日针后疼痛减轻，忽于昨天疼痛甚剧，不能站立，不能走路，蹲下则不能站起。改用眼针，刺左胆区，直刺法。针后疼痛减轻，当时即可慢慢行走。

6 月 17 日三诊。疼痛减轻，走路较快，并未服药。仍针左胆区。

6 月 21 日四诊。主诉：行走自如，能蹲能起，疼痛亦不明显。看眼胆区络脉转细，脉来沉缓，寒邪渐去。每次都单用眼针，仍刺左胆区。

6 月 24 日五诊。主诉：走路正常，蹲下起来和平时一样灵便，腿疼已止，唯足心微痛，其他症状均无。足心属肾，其症向下传变，看眼左侧眼络脉由胆区延伸至肾区。遂用眼针刺左胆区、肾区、下焦区，多经同用法。

6 月 26 日六诊。一切症状消失，再用眼针 1 次以求巩固。观察 2 年，未复发。

2. 肩痛

常某 男 59 岁 沈阳市电车公司工人

1975 年 4 月 22 日来诊。

主诉：两个月前，开会时以右手支颐，忽然抖动一下，遂开始肩痛，用过体针、芒针，效果不佳。现在肩胛痛较重。

诊见：神清面黄，舌无苔，脉来沉迟，看眼各区，无明显变化。右臂前伸、后伸均引起剧痛，运动受限，右手不能摸到左颐。肩后三焦经有压痛。

辨证：脉来沉迟，症属里寒，表里脏腑，无线索可寻。用经络辨证，属于三焦经病，看眼却无改变，因支颐过久，不变换体位，屈肘低肩，压迫经络，三焦经脉受阻湮瘀则产生反射，故右肩抖动一下而开始疼痛。

诊断：肩痛。

治疗：眼针循经取穴，刺右上焦区。

效果：5 月 10 日四诊，主诉：经过 3 次眼针，疼痛大减，右手可以摸到左颐，运动逐渐灵活。因其痛点转移大肠经，针刺右眼大肠区。

5 月 19 日七诊：主诉眼针 6 次，疼痛全止，只觉右肩筋紧，屈伸受限。脏腑辨证，肝主筋，肝脏适居右胁。采用右眼肝区，针后右肩松快，屈伸自如。

3. 胃虚手指麻木

王某　男　51 岁　沈阳薄板厂工人

1975 年 4 月 26 日来诊。

主诉：左手指麻木不好使，不能拿细小的东西，也不能做细致活动，如系裤带、扣纽扣等，均不好使。病程月余。沈阳某医院诊为颈椎病。

诊见：精神微倦，面色略赤，形体较胖，六脉沉缓，右关无力。看眼左胃区有明显改变，色红。血压正常。

辨证：从形态、神色、脉象综合分析，属于虚型，右关无力，胃脾均虚。从脏腑辨证，脾主肌肉，胃主四肢，与眼睛胃区变化亦相符合。

诊断：胃虚手指麻木。

治疗：眼针刺左胃区络脉变化的根部，靠眼眶进针5分。谓之眶内取穴。

效果：术前试令解开纽扣，自己不能扣上。术后试令再扣，虽然很笨拙，很吃力，但是能扣上了。

5月6日主诉：经过几次治疗，比较见好，麻木减轻，仍针左眼胃区。

5月17日经过眼针治疗，手指麻木已消失，能自己穿衣脱衣，解扣也能扣上，不过手指不太灵活，动作较慢。看眼对照，左胃区颜色转成淡黄。仍针左眼胃区，以促进其恢复。

4. 寒痹腿疼

龚某　男　39岁　沈阳市毛料服装厂工人

1975年5月26日来诊。

主诉：1972年左臀部疼痛，不能行走，服中药治愈。于一个月前，因受凉导致疼痛复发，不能行走，左侧从臀至腿外侧、腿肚部均痛。经治稍见好转，走路困难，疼痛不止。

诊见：神清，面色黄，舌无苔，脉沉，左关有力，左腿抬高至40°角即呼痛，环跳穴有压痛。看眼下焦区、胆区均有变化，而下焦的病灶似觉陈旧。

辨证：神色、舌苔提供的线索不多，脉来左关沉而有力，《脉经》"沉而有力积并寒"，左关属肝胆，其痛处，恰当胆经走行，并有一部分属膀胱区。

诊断：寒痹腿疼。

治疗：眼针取左胆区。用沿皮横刺法。

效果：针后疼痛减轻，抬腿可达60°角。以后改用胆经首尾循经、局部取穴及邻近取穴，8次后能够走路，但很吃力，患者自己说，还是眼针效果较大。

从6月9日又改眼针，取左下焦区，共针5次，其痛全止。

5. 腿疼

王某　男　47岁　新民县农民

1975年5月28日来诊。

主诉：10余天前在树下睡觉受风后走路困难，挂棍行走。外科检查，右腿抬高40°角活动时痛，环跳穴有压痛。诊为坐骨神经痛转针灸科治疗。

诊见：神清，面色暗，舌无苔，脉来浮迟。看眼胆区络脉曲张，颜色稍淡。

辨证：面色暗，脉浮迟，看眼络脉色淡，风寒为病，侵袭经络，其痛恰当胆经经脉走行之处。属于虚寒。

诊断：腿疼。

治疗：眼针取右胆区，点刺法。

效果：5月29日二诊。主诉：腿疼好转，腰部发麻发沉。经过检查，右腿抬高至80°角，因腰部发麻发沉，改眼针双中焦区。

6月3日三诊，疼痛全止，腿仍酸而发皱，膝关节发凉为最突出症状。膝关节从经脉走行属胃经，针双眼胃区。

6月5日，酸、皱、发凉均消失。早有右手震颤症，要求治疗。针右眼上焦区。

6月6日，震颤已止。

6. 虚寒腿疼

孙某　女　42岁　沈阳市轻工三厂工人

1975年6月5日来诊。

主诉：3个月前，开始右小腿外侧痛，以后臀部亦痛，走路知觉迟钝，肌肉萎缩。有时偏头痛，经治疗不效。

诊见：神清，面色赤。舌有黄苔，脉来沉迟。

辨证：经络辨证，小腿外侧属胆经走行范围；偏头痛，亦属足少阳胆，少阳为多气少血之经，其痛日久，气分郁滞血行不畅，导致肌肉萎缩。脉沉迟属虚寒，其痛属胆虚不能卫外，被寒气侵袭而发生。面赤，舌苔黄，似乎热症，然从整体分析，乃系假热真寒。辨别虚实寒热应以脉象为主要依据，即以脉为纲，纲举目张，辨别自易。

诊断：虚寒腿疼。

治疗：眼针取右胆区，留针5分钟，顺其经区进行序列而刺为补法。

效果：眼针2次，其痛即愈。

7. 风热项强

尹某　女　42岁　沈阳市皇姑蔬菜站工人

1975年6月12日来诊。

主诉：1周前由于落枕发生颈强痛，不能低头，不能左顾右盼，逐渐窜至两肩，颇感不适，近二三日由于感冒，好打喷嚏。

诊见：神清，面赤，舌有黄苔，脉来浮数。

辨证：面赤舌黄，心胃热盛，脉来浮数，主于风热。风热入于太阳则头痛项强，足太阳的穴名天柱，后通督脉风府穴，前连三焦天牖穴，再前为胆经天容穴，其次连系小肠天窗，再连大肠扶突穴，更向前延伸连接胃经人迎穴，通达任脉天突穴。小肠、大肠、天焦都过肩而上行交颈项，所以风热侵袭人体，首先最外一层属太阳，很快就能牵涉附近经脉而到肩臂。

诊断：风热项强。

治疗：眼针取上焦区。沿皮横刺全经区穴。

效果：针刺后，立觉轻快，敢于低头。

6月13日二诊，主诉：喷嚏减少，两肩亦无窜痛不适感，凌晨项强，但起床后已渐好，可以左右回头，运转自如。诊其脉浮而不数，热去而风自除，依前法针两眼上焦区，以促进其恢复。从此痊愈。

8. 风热胁痛

王某　女　22岁　沈阳市半导体实验厂工人

1975年6月14日来诊。

主诉：劳动出汗受风，遂发生左侧胁连背痛，躯体后弯时即痛不可忍，已经3天。

诊见：神清，面色黄赤，舌质干，脉细数。

辨证：劳汗当风，病邪入于少阳经，少阳居半表半里，而经脉行于胁，外连太阳经行于背故胁连背痛。不敢仰视。面黄赤，舌质干，脉细数，乃属虚热为病。

诊断：风热胁痛。

治疗：眼针循经取穴，针左胆区。直刺双刺。

效果：起针后，身体前后左右弯曲自如，疼痛消失。

9. 痛痹

李某　女　39岁　某食品厂工人

1975年8月20日来诊。

主诉及现病史：骑自行车摔伤右腿，又因劳汗当风，遂致右髋及膝关节疼痛，自觉右腿短缩，每早起浮肿，走路受限，呈跛行。西医诊断骨膜损伤，服药及贴风湿膏虽亦见效，但没有完全止痛，一迈步即疼。

诊见：神清，形态较壮，面色黄，舌无苔，六脉濡象，主于风湿。

诊断：痹证。

治疗：眼针取右下焦区。直刺1针，横刺1针。

效果：针后痛止，迈步如常，试令上下楼，亦无痛苦。

（九）过敏性疾患类

1. 过敏性喘息

刘某　女　37岁　大矿医院医生

1976年12月4日来诊。

主诉及病史：患过敏性喘息18年，每逢遇见尘埃、碎棉花，则发生喘息不止。吃药可以缓解。最近日渐严重，吃药无效，每天都喘。

诊见：神清，面色黄，舌无苔，脉来细数，右寸尤为明显。看眼则上焦区络脉呈鲜红色怒张。

治疗：眼针取双上焦区。沿皮横刺。

效果：21 日复诊。自诉：自 4 日针后，喘息一直未发，也未吃药。唯有时胸闷气短，有时出现结脉。诊其脉沉缓，看眼上焦区络脉颜色转淡。针双上焦区、双心区。以后未再发作。

2. 过敏性鼻炎

王某　男　37 岁　沈阳第二轴承厂工人

1977 年 4 月 16 日来诊。

主诉及病史：2 月患感冒，又因喝酒过多，发生过敏性鼻炎。每逢遇到凉风呛鼻或用凉水洗手，立刻涕泪交流。西医诊断为过敏性鼻炎，服用氯苯那敏、土霉素有控制作用，但头晕目眩，不堪其苦。

诊见：神清，面色淡白，舌质淡，微苔，右脉沉弱，右寸更甚。看眼，肺区、上焦区均有络脉色淡红。

诊断：鼻渊。

治疗：眼针取双上焦区。沿皮轻轻横刺。

效果：针后让其以冷水洗手，涕泪未出，针穴处有发热感觉。15 分钟后起针，再让他用冷水洗手，亦无涕泪，两个来月的过敏性鼻炎针 1 次消除。

3. 荨麻疹

赵某　女　40 岁　沈阳市食品公司卫生所医生

1977 年 5 月 4 日来诊。

主诉及病史：3 年来被荨麻疹困扰，缠绵不愈。受凉即起，瘙痒异常，不起时很少，久治不效。

诊见：神清，面色黄白，舌有白苔，六脉细数。看眼双心区、右肝区均有明显赤络。荨麻疹正在发作，皮肤有划痕。

诊断：荨麻疹。

治疗：眼针取双心区直刺，右肝区横刺。

效果：针后约 2 分钟，荨麻疹消失，瘙痒全止。5 月 5 日又针一次，未起荨麻疹。两月后随访荨麻疹未犯。

（十）发热类

长期低烧

高某　男　22 岁　沈阳军区歌舞团演员

1976 年 11 月 29 日来诊。

主诉：发病已一年半，每天下午 7 时开始低烧，延续到 9 时为止。但如午睡，则由 3 时烧到 6 时，发烧时体温在 37.2～37.5℃之间，周身难受，饮食、二便、睡眠均无异常。经理化检查，找不出原因，久治不愈。

诊见：神清，面色微黄，舌质润，微白苔，六脉皆沉，两寸无力（70 次/分）。看眼则心区与下焦区络脉明显。

知热感度测定：

肺 $\frac{3}{5}$　大肠 $\frac{3}{3}$　心包 $\frac{2}{3}$　三焦 $\frac{2}{3}$　心 $\frac{3}{6}$　小肠 $\frac{2}{3}$（知热感度测定符号 "一" 上为左，下为右）据此可知其病因在于心肺虚热。心主血脉，肺主皮毛，心肺虚则血液循环较迟缓，肺气不充而发生低烧。

诊断：血虚低烧。

治疗：眼针刺左肺区，再测肺为 $\frac{5}{5}$。

效果：12 月 1 日二诊。主诉：针后一直未烧，自量体温 2 次，均在 37℃以下，周身舒适。知热感度测定：

肺$\frac{3}{4}$　大肠$\frac{3}{3}$　心包$\frac{3}{3}$　三焦$\frac{3}{3}$　心$\frac{3}{3}$

小肠$\frac{3}{3}$　眼针左肺区，术后再测为$\frac{3}{3}$。

12月4日三诊。主诉：自从针灸后再也没有发烧，不论午睡与否，每天下午测量体温均在正常范围内。知热感度测定手六经均出现左右平衡，从此竟愈。此为眼针平衡经络的病例。

（十一）少腹病类

少腹痛

祁某　男　55岁　某省直单位工作人员

1976年6月17日来诊。

主诉：患左侧少腹痛10年。左季肋下亦痛。有前列腺炎病史，排尿困难。

诊见：神清，面黄，舌质干，舌边有齿痕，脉来细数。

辨证：症属虚热阻滞，经络不畅，气血淤结，"不通则痛"，因前列腺炎之故引起少腹痛，其痛昼夜不止，缠绵不愈。看眼双下焦区络脉变粗而色紫，延伸到肾区。

诊断：少腹痛。

治疗：眼针7次，取双下焦区，肾区。

效果：眼针7次后即觉轻松，逐渐痛止。又做眼针数次，疼痛痊愈。

四、病人针后得气的体会

按：针灸医生在针刺时使用各种手法而产生针感叫作

"得气"。得气时病人会感到针穴处有麻、酸、胀、重感或游走现象，即沿经脉的循行路线有酥酥的如触电般的感觉，或有发冷发热等各式各样的不同感受。这种感受只能由病人自身感觉而述说，医生是无法体会的。下面是一位患者接受眼针治疗的体验，对眼针得气情况的描述颇有价值，附录在这里供研究参考。

我是陕西省宝鸡市 107 厂的职工，由沈阳转去的。于 3 月 30 日洗澡时，因休克摔倒，不幸得了下肢瘫痪症。经过治疗，右腿基本能走路，但是左腿只能慢慢往前蹭，如果心里着急、紧张或者使劲把脚跟抬起来，立刻就会全腿抖动，自己再也无法控制。这时站起来抖，走路时抖得更厉害——根本无法走路。一抖起来就是三四个小时，有时八九个小时，直到自己慢慢睡着才好些。可是只要一翻身就又抖动起来。当时自己陷入极度痛苦之中，单位领导和同志们天天安慰我，并千方百计想办法给我治病，但是一直没有见效。经我们单位和当地的一些老中医诊断是中风引起的神经抖动，还有的认为是厉节风伤腰。总之，大家一致认为这种病不容易治好。领导批准我回沈阳治病。

5 月 14 日，我来沈阳，到辽宁中医学院看病，当时正是抖得走路要人扶、上下楼要人背、行动十分困难的时候。我到针灸科一看，走廊里那么多人候诊，诊室里老大夫身边围着一圈人，床上、椅子上坐着、躺着的病人，眼睛上都扎着针，感到这是在别处针灸科所没有见过的。因为病重，自己不能走路已经一个半月了，经过协商，老大夫允许把我作为急诊先治。我介绍了病情，老大夫详细诊断后，扒开我的眼睛仔细看了一会儿，笑了一下，拿出两支 5 分长的小针，又细又短，我心里一阵疑惑并夹杂着失望的感觉。在别处用过的针又粗又长，扎的又多，而且通电都没有见效，你这两支小针，细如牛毛，顶什么用，干脆白来一趟。我正在胡思乱想的时候，老大夫在我的眼眶上扎了两针。虽然扎时一点儿也不觉疼痛，可是有一股酸麻像触电样的感觉，立刻由眼睛传到腿，觉得又难受又舒服，腿的抖动减轻了。老大夫说："你的腿上有什么感觉?"我说："又酸又麻酥酥地上下乱窜。"老大夫说："你上我这儿来!"因为扎完了针，我又由陪护人搀着与其他病人坐在一起了。我乍着胆子，不用别人扶，开始迈步，自己竟能颤巍巍地走到老大夫身边。老大夫起下针来说："治完了，明天再来。"我这时扶着一个人就能慢慢下楼，也不抖了，只感到腿发沉。第二天没有抖动，第三天早起又抖起来，持续 10 分钟左右自己就控制住了。到医院，老大夫先扒开我的眼睛看了一下说："好多了。"又在我的眼眶上扎了两针。回家后卧床翻身时刚觉得有一些轻微的抖动，然而我自己用脚使劲一蹬床板就控制住了。第三次扎针后，一直没犯病。第四次扎完，左脚可抬高 30 厘米左右，自己能慢慢上楼了。第五次扎眼针后，走路基本恢复，就是困乏、累，所以睡了一天一宿。第六次治疗是自己由家走到医院的，有 1000 多米。针七次以后，两腿两脚能够运用自如。"啊! 好啊!"我心里有说不出的高兴。

半个月来，经过老大夫七次的精心治疗，使用眼针，使我这个半瘫的患者痊愈了。这样神话般的奇迹，如果不是我身临其境，亲自感受，我是不会相信的。我兴奋得忙给单位同志写信汇报病情。我们单位医院的大夫还不相信会好得这么快，认为我是安慰大家呢。然而，事实胜于雄辩，每当自己想到又能重返工作岗位战斗时，不禁欣喜若狂，无法形容……

患者　李某

1976 年 5 月 27 日

五、眼针治疗几种常见病的临床资料

（一）眼针为主治疗中风 167 例临床观察

一般资料

167 例中男性 122 例，女性 45 例；20~30 岁 1 例，31~40 岁 7 例，41~50 岁 30 例，51~60 岁 70 例，61~70 岁 40 例，71~80 岁 16 例，80 岁以上 3 例。病程 1~3 个月 105 例，5~6 个月 19 例，6~12 个月 24 例，1~5 年 19 例。

诊断标准

1. 口眼㖞斜、语言不利、半身不遂为主症者。

2. 50 岁以上急骤发病或老年在 1~2 天内逐渐出现偏瘫者。

3. 观眼识病有血管形状颜色变化与主症相符者。

治疗方法

取穴：常规取眼双上、下焦区穴。

操作：用 32 号 5 分不锈钢针，以左手指压住眼球，使眼眶皮肤绷紧，右手持针在眼眶缘周穴区 2 分许沿皮刺，不施手法，留针 5~10 分钟，每日 1 次，10 次为一疗程。

疗效标准

基愈：症状基本消失，瘫痪肢体功能恢复正常，并能参加劳动和工作者。

显效：症状大部分消失，瘫痪肢体功能显著改善，生活能自理者。

好转：症状部分消失，瘫痪肢体功能部分改善者。

无效：症状同治疗前或改善甚微者。

治疗结果

（一）治疗结果：见表 8。

表 8

疗 效	有 效			无 效	合 计
	基愈	显效	好转		
例数	40	66	56	5	167
%	24	39.5	33.5	3	100

总有效 162 例，达 97%。

（二）病程与疗效的关系：见表 9。

表 9

病 程	例数	基 愈		显 效		好 转		无 效	
		例	%	例	%	例	%	例	%
3 个月以内	103	36	34.9	42	40.7	24	23.3	1	0.97
3 个月以上	64	4	6.2	24	37.5	32	50	4	6.2

3 个月以内针 1 次可走路 23 人，举手过头 7 人，能说话

2 人。针 2 次后可走路 18 人，举手过头 3 人，能说话 1 人。针 3 次后能走路 3 人，能说话 1 人。

3 个月以上针 1 次后可走路 3 人，针 2 次后可走路 1 人。

典型病例

郝某，男，62 岁。于 1981 年 11 月 16 日来诊。家属代诉：右侧口眼㖞斜、项强、语謇，一侧肢体活动障碍 5 天。经某医院诊为脑血栓形成，用维脑路通等药无效。诊见：神清，语言不利，面赤，形体肥胖，右眼不能闭合，鼻唇沟变浅，示齿时右口角下垂。血压 170/100 毫米汞柱。脉弦数，左手不能动。直腿抬高左 0 厘米、右 50 厘米。"观眼识病"见左上、下焦区显见血管曲张鲜红，右眼做倒睫术未查。诊断：中风。治疗：针左眼上、下焦、胆区。效果：针刺后左手立即高举过头，直腿抬高试验左 45~70 厘米，可以自行走路。复针两次，诸症消失而痊愈。为巩固疗效，加用中药治疗。

体　会

1. 十二经脉直接间接都和眼睛有密切联系。眼球八区，通过脏腑，达于三焦。我们通过万余患者的眼睛，认为华佗提出的由眼球的形色丝络可验知何脏腑受病确有根据。

2. 张洁古说："蹻者捷疾也。"周霆学说："阳蹻之脉，起于足跟，循内踝上行于身之左右。所以使机关之蹻捷也。"目内眦、外眦属于阴、阳二蹻。所以上焦、下焦分别当目之内外眦，起到捷疾的作用。针上焦下焦，有偏瘫患者针入立即举手抬腿离床行走，这与二蹻脉之关系是不可分割的。

（彭静山　李云香）

（二）眼针治疗中风 242 例临床观察

根据后汉·华佗有关经络学说在望诊方面的论述，我们应用眼针治疗中风，获得显效。现介绍如下：

（1）一般资料：本组 242 例（包括脑出血、脑血栓形成、脑栓塞、蛛网膜下腔出血、脑外伤所致偏瘫）系住院及门诊患者。其中男 156 例，女 86 例。年龄 20~30 岁 1 例，30~40 岁 7 例，41~50 岁 42 例，51~60 岁 107 例，61~70 岁 61 例，71~80 岁 21 例，81 岁以上 3 例。病程 1~3 个月 145 例，3~6 个月 32 例，6~12 个月 39 例，1~5 年 26 例。

（2）诊断标准：①口眼㖞斜，语言不利，半身不遂为主症。②急骤发病或在 1~2 天内逐渐出现偏瘫。③观眼识病有血络形状颜色变化与主症相符者。

（3）治疗效果：痊愈：56 例。症状消失，瘫痪肢体功能恢复正常，并能参加劳动和工作。显效：93 例。症状大部分消失，瘫痪肢体功能显著改善，生活能自理。好转：87 例。症状部分消失，瘫痪肢体功能部分改善。无效：6 例。症状未见改善，或改善甚微者。总有效率 97.5%。

在治疗过程中我们见到有些病例收效很快，如病程在 3 个月以内的有针 1 次即可走路 44 例，举手过头 13 例，能说话 3 例。针 2 次可走路 26 例，举手过头 5 例，能说话 2 例。针 3 次能走路 4 例，能说话 1 例。病程在 3 个月以上，针 1 次可走路 6 例，2 次可走路 3 例，3 次可走路 1 例。一般来说治疗次数最少 5 次，最多的有达 3 个疗程（10 次为一疗程）。

眼针治疗中风我们的经验是：病程越短，效果越好。如果病程过好久，或发生肩髃部肌肉萎缩，上肢伸而不屈或屈而不伸，手不能握，下肢僵硬或萎软，内、外翻足等后遗症，是由经络病候而转为肢体关节的器质性病变，这不是眼针适应证，宜改用其他方法。

（4）治疗方法：本组 242 例偏瘫患者，全用眼针治疗……（下略）。

（5）讨论

张仲景说："千般疢难不越三条：一者经络受邪入脏腑，为内所因也；二者四肢九窍，血脉相传，壅塞不通，为外皮肤所中也……"仲景论三因，首先着重提出经络，所以外中风邪，出现中风证而立论。《金匮要略》说："邪在于络，肌肤不仁；邪在于经，即重不胜；邪入于腑，即不识人；邪入于脏，舌即难言，口吐涎。"简要描述了中风证主要在于经络为病。眼针疗法之所以能取效，在于治其经脉。

①人是一个有机的整体，五脏六腑，肢体关节，五官九窍，皮肉筋骨等的互相联系都是通过经络来实现的。"故凡病发则有形色丝络显见，可验内之何脏腑受病也。"我们多年来在临证时观察过万余人次的眼睛，证实华佗提出的看眼球结膜血管的形色丝络，确能测知何脏腑受病。

②经络包括十二经脉、十二经别、十二经筋、十五别络、奇经八脉以及浮络孙络等。十二经脉是经络的重要部分。都直接间接汇集在头面五官和手足终末，构成表里的关系，所以有体针、耳针、鼻针、面针、头针、舌针、手针、足针等，其理论依据与眼针相同。眼针最大的特点是：看眼球结膜血管的形色丝络的改变，可察知病的来源、病起何经、病程久

暂、病势轻重、病情的寒热虚实、疾病的预后转归。我们在古人经验的基础上，经过长期的临床实践，探索出眼周眶区十三穴，从而创造了眼针疗法。眼针疗法对经络的病候，如瘫痪、疼痛、麻痹以及十二指肠球部溃疡、神志病、心血管病、生殖泌尿系统病、肛门病、胆囊炎、胆道蛔虫症、肝炎、消化不良、头面五官病、胃病、肾病等都有疗效。其主要根据就在于八区十三穴与经络有表里相通的密切关系。

（彭静山　李云香）

（三）眼针对偏瘫预后的探讨

眼针治疗中风偏瘫，引起针灸界的注意。从而产生了两种不同的理解，一种是感到奇怪，对偏瘫使用体针，不论是深入 3 寸的阳陵泉还是深入可达 8 寸的环跳都不起作用，为什么仅用 5 分的小针，在眼眶边缘上轻刺仅达皮下便举臂抬腿甚至当即离床行走，真有这么大的显效吗？一种是绝对相信，认为不论病程多久、肢节关节的情况如何，只要是偏瘫，就能够手到病除。

张仲景《金匮要略》中做了分型别类："正气引邪，㖞僻不遂；邪在于络，肌肤不仁；邪在于经，即重不胜；邪入于腑，即不识人，邪入于脏，舌即难言，口吐涎。"仲景所谓"正气引邪，㖞僻不遂"即面瘫。"邪在于络，肌肤不仁"即中风先兆、手足麻木。"邪在于经，即重不胜"即偏瘫，又名半身不遂。包括现代医学的脑血栓形成、脑栓塞、脑外伤、蛛网膜下腔出血。"邪入于腑，即不识人；邪入于脏，舌即难言"即重症脑出血，神昏，失语，流涎，二便失禁，汗多，肢厥等重症。

眼针疗法治疗的偏瘫，只限于神志清醒，无邪在脏腑的症状，肌肉、肢体均未变形，只是肌力由 0 级到 3 级的半身不遂，而病程越短，效果越好，往往行眼针一次，立即离床行走。

近几年来眼针治疗中风偏瘫 453 例。病程在 3 个月以内针 1 次即能行走的 84 例（有 6 例针后第 2 天能自己走），病程在 3 个月以上，针 1 次能走的 18 例。共计经过 1 次眼针而能行走的计 102 例，占 22.5%。

病例一：阎某，男，60 岁，工人。眼针病志专号 2618。于 1 周前突然右侧口眼㖞斜，语言謇涩，上下肢运动功能障碍，诊断为脑血栓形成。治疗 6 天，有所好转。但自己不能走路，于 1983 年 3 月 7 日由家属搀扶，进入诊室。

诊见：神志清醒，语謇，口角向左侧㖞斜，面色萎黄，舌质红，舌根及舌尖有淡黄苔，六脉沉数无力。看眼右上、下焦及大肠区有形色丝络变化。肢体检查：取仰卧位，右手抬高 30 厘米，不能屈肘。直腿抬高试验$\dfrac{正常}{38}$厘米。治疗：眼针双上、下焦区，右大肠区。效果：针后右上肢屈肘手与乳平，下肢$\dfrac{正常}{70}$厘米，立即离床自己可以缓慢行走。再诊，行走自如，手可上举过头，言语清晰。三诊，能自己走上三楼诊室，右上肢活动正常。共治一疗程。随访迄今无恙。

病例二：李某，男，52 岁，干部。眼针病志专号 2936。2 周前晨起，突觉右侧肢体活动受限，诊为脑血栓形成。经治好转，但不能走路，于 1983 年 5 月 6 日家属背进诊室。

诊见：神疲面黄，舌质润，有白苔，喉中听到痰声，六脉滑。直腿抬高试验 $\frac{正常}{21}$ 厘米。看眼双上、下焦区均有丝络变化。治疗：眼针刺其双上、下焦区。针后直腿抬高试验 $\frac{正常}{80}$ 厘米，立即离床走路，并能上下楼梯。共治疗 7 次。随访迄今无恙。

（四）对几种常见病的临床资料统计

眼针对 6 种中医疼痛性病症的临床疗效总结：

头痛、肩痛、胃脘痛、胁痛、腰痛、腿痛等是针灸临床上的常见病症，本文总结了对上述 6 种疼痛性病症的眼针治疗情况。

（1）临床资料：442 例中，头痛 71 例，肩痛 63 例，腰痛 109 例，腿痛 83 例，胃脘痛与胁痛 23 例，腰腿痛 93 例，其中，男性 240 例，女性 202 例。20 岁以下 7 例，21～30 岁 94 例，31～40 岁 95 例，41～50 岁 115 例，51～60 岁 101 例，60 岁以上 30 例。

（2）疗效标准。

治愈：患者自觉疼痛症状消失，压痛阴性伴随症状改善，完全能适应正常生活及工作。

显效：患者自觉疼痛症状明显缓解，压痛明显减轻，伴随症状明显好转，基本能适应正常生活及工作。

好转：患者自觉疼痛症状减轻，伴随症状有所改善，但正常生活与工作受限。

无效：患者自觉疼痛及伴随症状无改变或改变甚微。

（3）疗效：治疗效果见表 10。

表 10 眼针治疗 6 种疼痛的疗效统计

疗效 病种	有 效						无效（%）		合计
	治愈	%	显效	%	好转	%			
头　　痛	25	35.2	11	15.5	26	36.6	9	12.7	71
肩　　痛	18	28.6	15	23.8	28	44.4	2	3.2	63
胃脘胁痛	8	34.8	2	8.7	9	39.1	4	17.4	23
腰　　痛	41	37.6	15	13.7	44	40.3	9	8.3	109
腰（腿）痛	35	37.6	32	34.4	23	24.7	3	3.2	93
腿　　痛	26	31.3	20	24.1	35	42.2	2	2.4	83
合　　计	153		95		165		29		442

注：$P<0.05$，$x^2=11.93$。

表 10 证明，眼针对腿痛、肩痛与腰（腿）痛、腰痛疗效较佳，有效率分别为 97.6%，96.8%，96.7% 与 91.7%。对头痛、胃脘（胁）痛次之，有效率为 87.3%，82.6%。总有效率为 94%，统计学处理表明，眼针对不同的疼痛病症有显著差异。

疗效与病程的关系见表 11。

表 11   不同病程的眼针疗效统计

病程 \ 疗效	有 效	无 效	合 计
3 个月以内	225	13	268
6 个月以内	30	0	30
1 年	40	2	42
2 年	34	2	36
2 年以上	54	12	66
合 计	413	29	442

注：$P<0.05$。

统计学处理表明，不同病程其疗效也有显著差异，其中病程在 6 个月以内者为佳，过 2 年以上者较差。

疗效总结也发现，眼针止痛疗效迅速，442 例患者中，经眼针治疗 1～3 次后疼痛缓解者占多数，经 10 次治疗后，大部分疼痛病症均有不同程度的临床改善。

（4）小结：眼针治疗疼痛，取穴少，方法简单，治疗不受条件限制。其止痛作用明显，迅速。

（李云香　陈玉芳）

（五）眼针对血压调整作用的观察

本文以临床眼针治疗的患者为对象，以血压为客观指标，对眼针治疗前后的血压变化进行了研究。

（1）一般资料。

①观察对象：随机选择针灸门诊眼针治疗的患者共 103 例 133 诊次（简称次）。男性 61 例 74 次，女性 42 例 69 次。年龄最小 20 岁，最大 70 岁，50～60 岁者占总例次的 1/2。

②血压改变：血压异常组共观察 65 例 89 次，其中高血压 56 例 80 次，低血压 9 例 9 次。血压正常组共观察 38 例 44 次。

③取穴：视疾病而定，不做特殊选穴配穴规定。

④实验程序：针前，患者静坐休息 10 分钟后，预测第一次动脉血压，针后 5 分钟测第二次。两次血压均测同一上肢。每次检测重复 2~3 次，取均值记录。血压计为沈阳医疗器械厂生产的台式血压计。

⑤实验分组：按预先设计表格填写有关项目及眼针前后二次血压值，后据血压正常标准和针前血压值将实验例分为血压异常组和血压正常组，进行对比分析。

⑥血压改变判定：凡针后收缩压或舒张压有一项比针前变化超过 10 毫米汞柱以上者为有效阳性，否则为无效阴性。正常血压标准以医学上规定的动脉血压平均值为准。

（2）结果与分析。

①眼针对异常血压组和正常血压组的血压调整结果，见表 12。

表 12　眼针对不同血压调整结果统计表

	总　计	针后有变化		针后无变化		P
血　压异常组	65 人89 次	57 人78 次	87.64%	8 人11 次	12.36%	<0.01
血　压正常组	38 人44 次	13 人15 次	34.09%	25 人29 次	65.91%	

从上表可以看出，眼针后，异常组，有改变占总数的 87.64%，无变化占总数的 12.36%；正常组有改变占总数的

34.09%，无变化占总数的 65.91%。以异常组有效改变率为高，与正常组比较，二者差异非常显著（P<0.01）。说明眼针对异常血压组的血压具有明显的调整作用。而对正常血压组的血压调整作用不明显。

分析异常血压组 11 例次针后血压无改变和正常血压组 15 例次针后血压有改变的原因，发现前者中有 4 次系 1 名继发性高血压患者的多次检查，后者中有 2 例 5 次是属原有高血压病史，而本次就诊时血压在正常范围，提示眼针对血压的这种调整作用，除了取决于针前血压的高低外，还与引起血压改变的原因似有关。

②眼针对收缩压的调整结果，见表 13。

表 13 可以看出，眼针后引起收缩压下降改变主要为异常血压组的高血压和正常血压组例。而异常血压组的低血压患者无变化。引起血压上升改变的主要为异常血压组低血压者，而高血压者和正常血压组则无改变。说明眼针对收缩压的调整似有一定的规律性。即针前收缩压高者，眼针后血压有所降

表 13　眼针对收缩压调整结果统计表

	血压	总计	针后血压不同变化（毫米汞柱）例次					针后血压无变化例次
			小计	6~9	10~14	15~19	20~30	
收缩压 下　降	高	80	5	5	24	4	32	15
	低	9	1		1			8
	正常	44	12		9	2	1	32
收缩压 上　升	高	80						80
	低	9	6	4	1	1		3
	正常	44						44

低，而针前收缩压低者，眼针后可以使之升高。原收缩压正常的则改变不大。

③眼针对舒张压的调整结果，见表14。

表14　眼针对舒张压的调整结果统计表

血压		总计	针后血压不同变化（毫米汞柱）例次					针后血压无变化例次
			小计	6~9	10~14	15~19	20~30	
舒张压下降	高	80	46	5	28	2	11	34
	低	9						9
	正常	44	7	2	3	1	1	3
舒张压上升	高	80						80
	低	9	4		3		1	5
	正常	44	1		1			43

从上表中可以看出，眼针引起舒张压下降的表现在异常血压组高血压者和正常血压组。异常血压组低血压患者无变化。引起舒张压上升的只表现在异常血压组低血压者，而高者和正常组例则无变化。说明眼针对舒张压的影响也似有一定规律性。即原舒张压高者，针之可以下降，而原舒张压低者，针之可以上升。原舒张压正常的则变化不明显。

从上表中还可以看出，在舒张压改变的实验例中，舒张压下降与上升均以10~14毫米汞柱间值者为多。

④小结：血压是反映心血管功能状态的客观指标之一，眼针前后血压的变化是能够反映眼针效应的。观察结果说明眼针对人血压具有明显的调整作用，并有规律性，即原血压偏高者，针后血压有所降低，原血压偏低者，针后可以使血压升高；而对原血压正常者则影响不大。眼针对血压的调整作用主要表现在收缩压或舒张压的升高或降低。其中以收缩

压和舒张压同时受到调整为主，而影响最大，变化最快的是收缩压。关于眼针调整血压的机制有待进一步研究。

（朱凤山）

（六）眼针对中风偏瘫下肢抬高即刻效应的临床观察报告

本文以下肢主动抬高为指标，用自身前后对照的方法，观察了 189 例中风偏瘫患者，经眼针一次治疗的即刻效应。

（1）一般资料：189 例中，男 118 例，女 71 例；病程 3 个月以内 120 例，3~6 个月 33 例，6 个月~1 年 16 例，1 年以上 20 例；年龄最大 78 岁，最小 28 岁，以 45~65 岁居多。

（2）诊断标准：

按中医关于中风的辨证分型确立，其主症为半身不遂，以下肢运动障碍为主。并有：

①风中经络的病史。

②风中脏腑的病史。

病程分期：

①急性期及恢复期，病程 3 个月以内。

②慢性恢复期及后遗症期，病程 3 个月以上。

（3）观察方法及疗效判定标准：

针前令患者平卧诊床上，直腿抬高，测量患肢足跟部与床的高度。根据观眼识病及中医辨证施治选取眼区穴位针刺，针一次后即用同样方法测量其高度，单位为厘米，测量由同一人进行。

①治疗后抬高 5 厘米以下者为阴性。

②治疗后抬高 6 厘米以上者为阳性，其中Ⅰ级 6 厘米以上，Ⅱ级 20 厘米以上，Ⅲ级 30 厘米以上。

（4）治疗效果分析：

189 例经眼针治疗后，即刻效应如图 6。

由图可见，阳性者 168 例，占 88.9%，其中Ⅰ级 113 例，占 59.8%；Ⅱ级 28 例，占 14.8%；Ⅲ级 27 例，占 14.2%。阴性者 21 例，占 11.1%，其中 5 厘米以下者 19 例，占 10.1%；无变化者 2 例，占 1.1%。经统计学处理，$P<0.01$ 有非常显著差异。

不同病程的即刻效应比较如表 15。

经统计学处理表明，$P<0.01$ 有非常显著差异，眼针的即刻效应以病程 3 个月以内为佳。

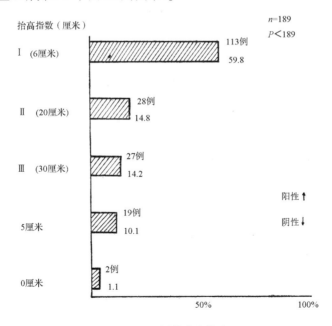

图 6　即刻效应变化率

表 15　不同病程即刻效应比较表

	阳　性			阴　性		合计
	I	II	III	5厘米以下	无变化	
1天~	76	19	20	5		120
3个月~	37	9	7	14	2	69
合　计	113	28	27	19	2	189

注：$P<0.1$。

（5）讨论及小结：

通过以中风偏瘫患者下肢主动抬高为指标，旨在观察眼针对中风偏瘫运动功能的即刻效应，其结果说明：

①眼针对中风偏瘫下肢主动抬高，有明显迅速的即刻效应。

②这一作用，尤以病程在3个月以内为佳。

③其操作方法简单，效果明显、迅速，不失为治疗中风偏瘫的一种有效方法。

（朱凤山）

附录

一、眼针治疗胆绞痛（附 122 例临床分析）

上海市第一人民医院　王济华　杨海鸥等

我院自 1984 年 10 月至 1986 年 11 月间对确诊的 122 例胆石症，伴发胆绞痛而进行 250 人次眼针治疗，其中女性为 99 例，男性 23 例，除 7 例为肝内结石，6 例为胆总管结石外，其余均为胆囊结石，年龄最大为 82 岁，最小为 30 岁。本组病例均系突然发作胆绞痛时，以眼针治疗均可获得明显缓解绞痛的效果，经观察一般在进针后 2~5 分钟即获效。经统计 5 分钟内即获效者占 62.4%，好转者占 35.6%，仅 2% 属无效；48 小时内对全部患者进行随访，63.6% 疼痛未见有复发，仍有轻痛者占 19.6%，疼痛仍然发作者占 16.8%。

治疗方法：①取穴：眼针 4 区、5 区，双侧。②针刺方法：30 号 5 分毫针，在眶缘外二分处沿皮刺，毋须用提插捻转手法，深度不可刺到骨膜，严防局部出血，左眼用补法，右眼用泻法（向顺时针方向进针为补法，向逆时针方向进针为泻法）。③留针时间 5 分钟左右。我们选择 30 例胆绞痛者，单纯以阿托品，654-2，并用哌替啶肌注，或静脉内滴注普鲁卡因或哌替啶作对比，发现单纯以西医方法控制疼痛最短时间需要 9 分钟，最长时间需要 55 分钟，平均需要 20 分钟才能控制绞痛。从本组资料表明，眼针治疗胆绞痛疗效远较单纯西药为快，故不失为处理胆绞痛的一种新方法。

本文着重讨论了眼针与十二经脉的关系，眼周是足少阳胆经，手太阳小肠经分支，足厥阴肝经及足太阳膀胱经等经络分布，通过针刺眼周穴位，能强有力激发经气传导，起疏肝利胆，理气止痛作用。以解剖学观点来看，在眼周有丰富的神经分支。据近年有人观察，针刺可提高大白鼠脑内亮脑啡肽和甲硫-脑腓肽有关，从而提高了动物的痛阈而起到解除绞痛的作用，眼针止痛显然也与释放脑啡肽有关。

最近有人曾观察 100 例患者，在 B 超下进行电冲击刺激的动态观察，发现胆囊及肝胆管有强烈舒缩蠕动现象。故眼针刺激眼周穴位亦可能与增强胆囊舒缩和增强胆汁排泌，对奥狄氏括约肌起到调节作用，从而对解除胆绞痛起到良性双向调节作用。

本组病例均经 B 超或其他检查证实均存在胆系结石。由于 B 超对结石波分辨率并不完全可靠，但从临床症状分析其绞痛可能多属胆囊管部分阻塞所致，或系胆囊内小结石在治疗过程中进入胆囊管而引起绞痛。

在本组治疗中有 30 例，经眼针治疗后在一个月内未有类似发作，这些患者可能为稠厚黏液团块，或来自胆囊内胆泥进入胆管囊而引起绞痛，主要是由于胆道内压力突然增高，或同时伴有奥狄氏括约肌痉挛或胆管本身过度蠕动所引起；经眼针治疗后调节了奥狄氏括约肌的收缩功能，在有些病例可能这些黏液团块或胆泥、小结石已促使其从胆囊管排出，故症状迅速得到缓解。但对某些患者则治疗无效，可能为结石较大而难以从胆囊管或胆总管排出，或胆囊管或胆总管本身已存在解剖上的异常，或内壁增厚，管周纤维组织瘢痕化等，这些机械因素显然难以通过解痉止痛或调节奥狄氏括约肌功能而予以消除，故治疗效果较差。

从本文统计资料表明，眼针治疗胆绞痛，止痛效果明显，临床应用简便，安全可靠，易于推广。我们认为在必要时可与抗生素合并应用，则能防止某些胆系结石伴有感染者，使病情由轻度转为重度，从这个意义上说：眼针治疗有预防其向重症胆管炎（A、C、ST）方向发展的作用。

注：本文作者曾参加彭静山教授举办的眼针疗法学习班

（原载《中医药国际学术会议论文集》1987 年）

二、眼穴诊断及眼针治疗临床初步观察

北京中医学院针灸推拿系　朱江　王昱　王蕾

彭静山　指导

本文根据眼针创始人彭静山教授的经验，在临床初步观察了眼穴和眼针对各种疼痛性疾病、偏瘫、高血压等的诊断及治疗情况，现总结如下。

（一）眼穴诊断观察

主要观察了肉眼看眼穴（下称：看眼穴）与疾病或症状（下称：病症）、探穴仪探测眼穴（下称：探眼穴）与病症、探穴仪探测耳穴（下称：探耳穴）与病症之间的关系；看眼穴、探眼穴、探耳穴与疼痛性疾病、偏瘫病位之间的关系；

以及看眼穴与探眼穴、看眼穴与探耳穴之间的关系。

1. 观察对象

共有 48 例患者，其中疼痛性疾病坐骨神经痛、肩周炎等21 例，偏瘫 8 例，神经衰弱 4 例，面瘫 4 例，视物不清 3 例，其他疾病 5 例。

2. 观察方法

（1）看眼穴：眼巩膜分为肺和大肠，肾和膀胱，上焦，肝和胆，中焦，心和小肠，脾和胃，下焦八区十三穴，看眼穴主要用肉眼观察在双眼各区穴出现的血管颜色（鲜红、紫红、深红、红中带黑、红中带黄、淡黄、浅淡、暗灰）、形状（根部粗大、曲张怒张、延伸、分岔、隆起一条、模糊成片、垂露）的变化。本文主要记录了每个患者治疗前在某区穴有否以上改变。

（2）探眼穴：将上述各区延伸至眼眶，用中国科学院力学所生产的 TJ-1 型"太极牌耳穴探测仪"探测双眼该区眼眶边缘皮肤表面范围内有否"低电阻点"出现，并作以记录。

（3）探耳穴：同样采用上述耳穴探测仪探测双耳有否"低电阻点"存在并记录。

3. 观察结果

（1）看眼穴、探眼穴、探耳穴与病症之间的关系：在 48 例患者中，看眼穴结果与病症之间完全一致者有 36 例，占75%；不一致者有 12 例，占 25%。在 29 例患者中，探眼穴结果与病症之间完全一致者有 24 例，占 82%；不一致者 5 例，占 18%。在 25 例患者中，探耳穴结果与病症之间完全一致者有 16 例，占 64%；不一致者 9 例，占 36%。

（2）看眼穴、探眼穴、探耳穴与疼痛性疾病病位之间的
关系：21 例做看眼穴检查的患者中，看眼穴结果与病位完全
一致者有 16 例，占 76%；5 例不一致，占 24%。12 例做探眼
穴检查的患者中，探眼穴结果与病位完全一致者有 9 例，占
75%；3 例不一致，占 25%。11 例做探耳穴检查的患者中，
探耳穴结果与病位完全一致者有 8 例，占 73%；3 例不一致
占 27%。

（3）看眼穴、探眼穴、探耳穴与偏瘫部位之间的关系：
在 8 例偏瘫患者中，看眼穴结果与偏瘫部位完全一致者有 6
例，占 75%；不一致者 2 例，占 25%。在 3 例偏瘫患者中，
探眼穴结果与偏瘫部位完全一致者 2 例，占 67%；不一致者
1 例，占 33%。在 8 例偏瘫患者中，探耳穴结果与偏瘫部位
完全一致者 5 例，占 62%；不一致者 3 例，占 38%。

（4）看眼穴、探耳穴、探眼穴三者之间的关系：首先将
三者之间的关系分为 4 等，完全一致即 100%一致；大致一致
即为 65%以上一致；不完全一致即 35%以上一致；不一致即
低于 35%到完全不一致。结果为：看眼穴与探眼穴之间完全
一致者占病例总数 50%；不一致者占 4%。看眼穴与探耳穴之
间完全一致者占病例总数的 33.5%；不一致者占 21%。探眼
穴与探耳穴之间完全一致者占病例总数的 45%，不一致者
占 23%。

（二）眼针治疗观察

1. 治疗方法
各区穴均在眼眶外 2 分处，使用 5 分毫针，用左手拇指

保护眼球，沿皮水平进针。进针方向为顺着或逆着穴区排列顺序进针。留针 5 ~ 10 分钟，出针时用棉球按压以防出血。每日针 1 次，一疗程为 10 次（见图 7）。

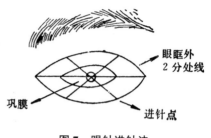

图 7　眼针进针法

2. 疼痛性疾病疗效观察

（1）疗效标准：显效：疼痛减轻，体征改善；好转：疼痛减轻；无效：无变化。

（2）结果：即刻结果：19 例患者中显效 4 例，占 21%；好转 6 例，占 32%；无效 9 例，占 47%。总有效率为 53%。疗程后结果：显效 5 例，占 25%；好转 13 例，占 69%；无效 1 例，占 5%。总有效率为 95%。

3. 偏瘫疗效观察

（1）疗效标准：显效：患肢肌力明显增加，抬腿试验明显改善；好转：抬腿试验较治疗前有所改善；无效：无变化。

（2）结果：即刻结果：7 例患者中显效 3 例，占 43%；好转 3 例，占 43%；无效 1 例，占 14%。总有效率为 86%。疗程后结果：显效 2 例，占 29%；好转 5 例，占 71%。总有效率占 100%。

4. 高血压疗效观察

（1）疗效标准：显效：血压明显降低，症状减轻；好转：血压有所降低；无效：无变化。

（2）结果：即刻结果：4 例中，显效 2 例，占 50%；好转 1 例，占 25%；无效 1 例，占 25%。总有效率占 100%。

（三）体会

（1）眼穴诊断简便易行，比较客观，有否变化一看即能做出初步诊断。假阴性率较低。

（2）本文观察对象均为病程长、久治不愈者，用眼针后有明显疗效。且见效快，尤其是急症。

（3）本文例数少，疗程短，观察亦不够细致。且有待排除各种干扰因素。

（四）小结

（1）看眼穴、探眼穴、探耳穴与病症之间完全一致率分别为：75%、82%、64%；与疼痛性疾病病位之间完全一致率分别为：76%、75%、73%；与偏瘫部位之间完全一致率分别为 75%、67%、62%；看眼穴与探眼穴之间完全一致率为50%（即65%以上穴位相符合）；看眼穴与探耳穴之间完全一致率为 33.5%；探眼穴与探耳穴完全一致率为 45%。

（2）眼针治疗疼痛性疾病即刻总有效率为 53%，一疗程后总有效率为 95%；眼针治疗偏瘫即刻有效率为 86%，一疗程后总有效率为 100%；眼针治疗高血压即刻总有效率为75%；一疗程后总有效率为 100%。

（原载《山西中医》1989 年第 5 卷第 1 期）

三、中国东北行

谢木昌　蔡宜芳

1988 年 8 月 19 日上午 10 时 25 分，我和内人蔡宜芳乘搭新航班机 SQ55，直飞北京。抵达北京国际机场时是下午 4 时 20 分，气候与新加坡差不多。

这次是由中国卫生部中医药管理局和中国中医研究院安排接待，为期约两个星期的参观、访问与交流。

次日（8 月 20 日），首先由友人特别介绍前往聆听彭静山教授讲解他的拿手针法——眼针疗法。彭教授云，眼针疗法是继承古代名医华佗的针灸疗法，同样可用于治疗五脏六腑及四肢病症。接着亲自接受教授的扎针治眼花，取穴：内睛明、丝竹空。老教授今年 79 岁，精神很好，扎针手法熟练精湛，甚令人佩服，大约留针 3 分钟后出针。第二天再扎针，取穴内睛明、丝竹空、合谷、球后。原本应扎针一个疗程，但第三天起即由中医药管理局和中医研究院安排了一系列的节目，所以就停针了。

（原载新加坡《中华中医学院院刊》）